JN086809

NEW MEDICAL MANAGEMENT

診療報酬 請求事務

の実務に役立つ

キーワード解説集

医療事務 の入門書 として最適!

医療コンサルタント
日本医療報酬調査会 水口錠二 Joji Mizuguchi

ぱる出版

まえがき

　新型コロナウイルスの影響もあり、医療機関の役割は以前にも増して重要なものとなっています。しかしながら医療機関では、来院患者の減少など経営的にも厳しい状況が続いています。医療従事者の不足も深刻な状況にあります。医師や看護師だけではなく事務職員についても十分に確保できていない医療機関が多くあります。

　医療機関における事務職員の役割は多岐にわたりますが、昨今の医療情勢から従来以上に広範囲な知識が必要になっています。医療機関の事務職員には、診療報酬算定を担当する医療事務員や医師の文書作成を補助する医師事務作業補助者、秘書的な役割を担う医療秘書、診療情報を管理する診療情報管理士、病棟や診療科にて活躍するクラークなど事務の中でも役割が大きく異なります。このような事務職員には、高度な専門知識が必要になり、様々な教育機関で学習されている方も多くいらっしゃると思います。

　また、教育機関ではなく独学で学習し、医療機関に就業することを目指される方もいらっしゃると思います。例えば、診療報酬の算定を行う医療事務員をめざす場合、各区分の算定については多くのテキストで解説されており、それらを活用すれば十分に理解することができますが、医療については専門用語が極めて多く、各用語の意味を理解しているかは疑問の残る部分です。医療に関する知識を習得していく過程においても、各用語が理解できれば比較的覚えやすい内容も多くあります。

　昨今の医療機関の情勢を踏まえ、質の高い事務職員として仕事に従事するためには、医療に関する知識以外にも、介護や福祉の知識も身に付けていくことが必要と思われます。法律や制度、保険、医療情勢、医学にまつわる用語の理解は医療事務員が担当する業務を遂行する上で必須であり、学習を進める上でも重要と言えます。

　本書では、医療機関に勤務することをめざして学習している方や、既に医療機関に勤務されている方々が、日常的に疑問を感じていると思われているような項目をリストアップし、解説をしています。ぜひ、本書を活用し、幅広い知識を習得され、医療機関でご活躍されることを心より期待しております。末筆ではございますが、本書の発行に当たり、ご協力いただきました皆様に心よりお礼申しあげます。　　　　水口錠二

診療報酬請求事務の実務に役立つ キーワード解説集
もくじ

パート 2　知っておきたい医療事務で役立つ用語解説

パート 3　保険関連のしくみと用語解説

パート **4** 法律関連のポイント解説

パート1

診療報酬関連の用語解説

Q1-1 訪問診療

　訪問診療とは、自宅等に医療従事者に来てもらい、投薬・注射・検査・療養管理・処置（褥瘡や酸素吸入など）・ターミナルケアなどの診療を受けることを言います。訪問診療とよく似た診療行為に往診がありますが、往診とは、患者の求めに応じて緊急に患家を訪問し診療を行うことを指しています。訪問診療とは在宅療養中の患者で、外来への通院が困難な患者を対象にして、定期的な訪問により診療を行うことを言います。上記で記載した「自宅」についても、少し理解しておくことが必要です。ここでいう自宅とは、いわゆる自宅だけを対象にしているのではなく、介護保健施設等に入所している場合も対象になっています。

　ただし、病院へ入院している患者は対象になりません。訪問診療を行う医療機関としては、在宅療養支援診療所や在宅療養支援病院などがありますが、制度的にこのような医療機関の認定を受けていない医療機関でも訪問診療を行うことが可能です。訪問診療を行う医療機関の場合は、24時間患者からの求めに応じて対応することが必要となりますので、夜間の連絡体制や医師・看護師などの体制についても整備しておくことが必要です。

　訪問診療を受ける多くの場合は、介護保険の対象になっていることが多く、医療保険と介護保険の給付についても理解しておくことが必要でしょう。基本的な考え方としては、医療保険と介護保険の両方で請求が可能なケースは介護保険が優先されることになりますので、訪問看護・訪問リハビリテーション・訪問薬剤管理指導・訪問栄養食事指導などを算定する場合は注意が必要です。

　現在、訪問診療を担当している医療機関では、施設に入所している患者に対して行われていることが多く、個人宅の患者の方が多いケースは少数だと思われます。この辺りは、診療報酬点数にも関係しており、同一建物居住者（介護保健施設等）に対して訪問診療を行った場合と、同一建物居住者以外（個人宅等）に対して行った場合とでは、算定できる診療点数も4倍程度違います。また、単一建物診療患者（1施設に対しての訪問診療患者数）の人数によっても在宅時医学総合管理料等の点数

が大きく変わります。この辺りは、訪問診療を担当する医療機関に勤務する職員の場合は、基本的な項目になりますので十分に理解しておきましょう。

　今後、医療機関が地域医療に貢献していくためには、更に高齢化が進むことが予測されるため、何らかの形で訪問診療に対応していくことが必要となると思われます。算定について、外来とはかなり異なりますので、早い段階から講習会等に参加し、知識を深めておきましょう。以下は、在宅療養支援診療所の施設基準となります。外来診療のみを担当していた診療所が、在宅療養支援診療所の認定を受ける場合にクリアしなければならない項目であり、申請に当たっては職員が担当することもありますので、確認しておいてください。

【参考資料】在宅療養支援診療所

1　在宅療養支援診療所の施設基準

　次の（1）から（3）までのいずれかに該当するものを在宅療養支援診療所という。なお、（1）又は（2）のいずれかに該当するものが、区分番号「Ｃ０００」往診料の注1に規定する加算、区分番号「Ｃ００１」在宅患者訪問診療料（Ｉ）の注6に規定する在宅ターミナルケア加算、区分番号「Ｃ００１－２」在宅患者訪問診療料（Ⅱ）の注5に規定する在宅ターミナルケア加算、区分番号「Ｃ００２」在宅時医学総合管理料、区分番号「Ｃ００２－２」施設入居時等医学総合管理料及び区分番号「Ｃ００３」在宅がん医療総合診療料（以下「往診料の加算等」という。）に規定する「在宅療養支援診療所であって別に厚生労働大臣が定めるもの」である。

（1）強化型在支診

　診療所であって、当該診療所単独で以下の要件のいずれにも該当し、緊急時の連絡体制及び24時間往診できる体制等を確保していること。

ア　在宅医療を担当する常勤の医師が3名以上配置されていること。

　なお、在宅医療を担当する医師とは、入院診療又は外来診療のみに限らず、現に在宅医療に関わる医師をいう。

イ　当該診療所において、24時間連絡を受ける保険医又は看護職員をあらかじめ指定するとともに、当該担当者及び当該担当者と直接連絡がとれる連絡先電話番号等、緊急時の注意事項等について、事前に患者又はその看護を行う家族に対して説明の上、文書により提供していること。なお、曜日、時間帯ごとに担当者が異

なる場合には、それぞれ曜日、時間帯ごとの担当者及び当該担当者と直接連絡がとれる連絡先電話番号等を文書上に明示すること。

ウ　当該診療所において、患家の求めに応じて、24時間往診が可能な体制を確保し、往診担当医の氏名、担当日等を文書により患家に提供していること。

エ　当該診療所において、又は別の保険医療機関若しくは訪問看護ステーションの看護師等との連携により、患家の求めに応じて、当該診療所の保険医の指示に基づき、24時間訪問看護の提供が可能な体制を確保し、訪問看護の担当者の氏名、担当日等を文書により患家に提供していること。

オ　有床診療所にあっては当該診療所において、無床診療所にあっては別の保険医療機関（許可病床数が200床以上の病院を含む。）との連携により、緊急時に居宅において療養を行っている患者が入院できる病床を常に確保し、受入医療機関の名称等をあらかじめ地方厚生（支）局長に届け出ていること。

カ　別の保険医療機関又は訪問看護ステーションと連携する場合には、緊急時に円滑な対応ができるよう、あらかじめ患家の同意を得て、当該患者の病状、治療計画、直近の診療内容等緊急の対応に必要な診療情報を文書（電子媒体を含む。）により随時提供していること。

キ　患者に関する診療記録管理を行うにつき必要な体制が整備されていること。

ク　当該地域において、他の保健医療サービス及び福祉サービスとの連携調整を担当する者と連携していること。

ケ　年に1回、在宅看取り数等を別添2の様式11の3を用いて、地方厚生（支）局長に報告していること。

コ　当該診療所において、過去1年間の緊急の往診の実績を10件以上有すること。なお、緊急の往診とは、区分番号「Ｃ０００」の注1に規定する緊急又は夜間、深夜若しくは休日に行う往診のことをいう。

サ　当該診療所において、過去1年間の在宅における看取りの実績を4件以上又は過去1年間の15歳未満の超重症児及び準超重症児に対する在宅医療の実績（3回以上定期的な訪問診療を実施し、区分番号「Ｃ００２」在宅時医学総合管理料又は区分番号「Ｃ００２－２」施設入居時等医学総合管理料を算定している場合に限る。）を4件以上有していること。なお、あらかじめ聴取した患者・家族の意向に基づき、オにおける受入医療機関で7日以内の入院を経て死亡した患者に対し、当該診療所が、当該入院日を含む直近6か月間において訪問診療を実施していた場合（当該保険医療機関が、区分番号「Ｃ００１」在宅患者訪問診療料

（Ⅰ）の「1」、区分番号「C001-2」在宅患者訪問診療料（Ⅱ）の「イ」又は区分番号「C003」在宅がん医療総合診療料を算定している場合に限る。）も、在宅における看取りの実績に含めることができる。

シ　直近1か月に初診、再診、往診又は訪問診療を実施した患者のうち、往診又は訪問診療を実施した患者の割合が9割5分以上の保険医療機関にあっては、上記アからサまでの基準に加え、次の要件のいずれも満たすこと。

（イ）　直近1年間に5つ以上の病院又は診療所から、文書による紹介を受けて訪問診療を開始した実績があること。

（ロ）　当該診療所において、過去1年間の在宅における看取りの実績を20件以上有していること又は重症児の十分な診療実績等を有していること。なお、ここでいう重症児の十分な診療実績とは、過去1年間の15歳未満の超重症児及び準超重症児に対する在宅医療の実績（3回以上の定期的な訪問診療を実施し、区分番号「C002」在宅時医学総合管理料又は区分番号「C002-2」施設入居時等医学総合管理料を算定している場合に限る。）を10件以上有していることをいう。

（ハ）　直近1か月に在宅時医学総合管理料又は施設入居時等医学総合管理料を算定した患者のうち、施設入居時等医学総合管理料を算定した患者の割合が7割以下であること。

（ニ）　直近1か月に在宅時医学総合管理料又は施設入居時等医学総合管理料を算定した患者のうち、要介護3以上又は特掲診療料の施設基準等別表第八の二に掲げる別に厚生労働大臣が定める状態の患者の割合が5割以上であること。

（2）連携強化型在支診

　他の保険医療機関と地域における在宅療養の支援に係る連携体制（診療所又は許可病床数が200床（「基本診療料の施設基準等」別表第6の2に掲げる地域に所在する保険医療機関にあっては280床）未満の病院により構成されたものに限る。以下この項において「在宅支援連携体制」という。）を構築している診療所であって、以下の要件のいずれにも該当し、緊急時の連絡体制及び24時間往診できる体制等を確保していること。

　ただし、在宅支援連携体制を構築する複数の保険医療機関の数は、当該診療所を含めて10未満とする。

　なお、当該在宅支援連携体制は、これを構成する診療所及び病院（許可病床数が200床（「基本診療料の施設基準等」別表第6の2に掲げる地域に所在する保険医

療機関にあっては 280 床）未満のものに限る。）が、診療所にあっては以下の要件、病院にあっては第 14 の 2 の 1 （2）の要件を全て満たし、在宅療養支援診療所又は在宅療養支援病院となることを想定しているものである。

ア　当該在宅支援連携体制を構築する他の保険医療機関と併せて、在宅医療を担当する常勤の医師が 3 名以上配置されていること。

　　なお、在宅医療を担当する医師とは、入院診療又は外来診療のみに限らず、現に在宅医療に関わる医師をいう。

イ　当該在宅支援連携体制を構築する他の保険医療機関と協力して、24 時間連絡を受ける保険医又は看護職員をあらかじめ指定するとともに、当該在宅支援連携体制を構築する保険医療機関間で 24 時間直接連絡がとれる連絡先電話番号等を一元化した上で、当該担当者及び当該連絡先、緊急時の注意事項等について、事前に患者又はその看護を行う家族に対して説明の上、文書により提供していること。

　　なお、曜日、時間帯ごとに担当者が異なる場合には、それぞれ曜日、時間帯ごとの担当者を文書上に明示すること。

ウ　当該在宅支援連携体制を構築する他の保険医療機関と協力して、患家の求めに応じて、24 時間往診が可能な体制を確保し、往診担当医の氏名、担当日等を文書により患家に提供していること。

エ　当該診療所又は当該在宅支援連携体制を構築する他の保険医療機関若しくは訪問看護ステーションの看護師等との連携により、患家の求めに応じて、24 時間訪問看護の提供が可能な体制を確保し、訪問看護の担当者の氏名、担当日等を文書により患家に提供していること。

オ　当該診療所又は当該在宅支援連携体制を構築する他の保険医療機関において、緊急時に居宅において療養を行っている患者が入院できる病床を常に確保し、受入医療機関の名称等をあらかじめ地方厚生（支）局長に届け出ていること。

　　ただし、当該診療所又は当該在宅支援連携体制を構築する他の保険医療機関のいずれも病床を有しない場合には、別の保険医療機関（許可病床数が 200 床以上の病院を含む。）との連携により、緊急時に居宅において療養を行っている患者が入院できる病床を常に確保し、受入医療機関の名称等をあらかじめ地方厚生（支）局長に届け出ていること。

カ　当該在宅支援連携体制を構築する他の保険医療機関又は訪問看護ステーションと連携する場合には、緊急時に円滑な対応ができるよう、あらかじめ患家の同意を得て、当該患者の病状、治療計画、直近の診療内容等緊急の対応に必要な診療

情報を文書（電子媒体を含む。）により随時提供していること。

なお、当該在宅支援連携体制を構築する保険医療機関間において、診療を行う患者の診療情報の共有を図るため、月1回以上の定期的なカンファレンスを実施すること。

キ　患者に関する診療記録管理を行うにつき必要な体制が整備されていること。

ク　当該地域において、他の保健医療サービス及び福祉サービスとの連携調整を担当する者と連携していること。

ケ　年に1回、在宅看取り数等を別添2の様式11の3を用いて、地方厚生（支）局長に報告していること。また、当該在宅支援連携体制を構築する他の保険医療機関の実績を含めた在宅看取り数等を、別途、別添2の様式11の4を用いて、地方厚生（支）局長に報告していること。なお、報告に当たっては、当該連携体制を構築する複数の保険医療機関のうち、1つの保険医療機関が取りまとめて報告することで差し支えない。

コ　当該在宅支援連携体制を構築する他の保険医療機関と併せて、過去1年間の緊急の往診の実績を10件以上有し、かつ、当該診療所において4件以上有すること。なお、緊急の往診とは、区分番号「Ｃ０００」の注1に規定する緊急又は夜間、深夜若しくは休日に行う往診のことをいう。

サ　当該在宅支援連携体制を構築する他の保険医療機関と併せて、過去1年間の在宅における看取りの実績を4件以上有していること。また、当該診療所において過去1年間の在宅における看取りの実績を2件以上又は過去1年間の15歳未満の超重症児及び準超重症児に対する在宅医療の実績（3回以上定期的な訪問診療を実施し、区分番号「Ｃ００２」在宅時医学総合管理料又は区分番号「Ｃ００２－２」施設入居時等医学総合管理料を算定している場合に限る。）を2件以上有すること。なお、あらかじめ聴取した患者・家族の意向に基づき、当該診療所又はオにおける受入医療機関で7日以内の入院を経て死亡した患者に対し、当該診療所が、当該入院日を含む直近6月間において訪問診療を実施していた場合（当該保険医療機関が、区分番号「Ｃ００１」在宅患者訪問診療料（Ⅰ）の「1」、区分番号「Ｃ００１－２」在宅患者訪問診療料（Ⅱ）の「イ」又は区分番号「Ｃ００３」在宅がん医療総合診療料を算定している場合に限る。）も、当該診療所における在宅における看取りの実績に含めることができる。

シ　直近1か月に初診、再診、往診又は訪問診療を実施した患者のうち、往診又は訪問診療を実施した患者の割合が9割5分以上の保険医療機関にあっては、上記

アからサまでの基準に加え、（1）のシの（イ）から（ニ）までの要件のいずれも満たすこと。

（3）従来型在支診

　以下の要件のいずれにも該当し、緊急時の連絡体制及び24時間往診できる体制等を確保していること。

ア　当該診療所において、24時間連絡を受ける保険医又は看護職員をあらかじめ指定するとともに、当該担当者及び当該担当者と直接連絡がとれる連絡先電話番号等、緊急時の注意事項等について、事前に患者又はその看護を行う家族に対して説明の上、文書により提供していること。なお、曜日、時間帯ごとに担当者が異なる場合には、それぞれ曜日、時間帯ごとの担当者及び当該担当者と直接連絡がとれる連絡先電話番号等を文書上に明示すること。

イ　当該診療所において、又は別の保険医療機関の保険医との連携により、患家の求めに応じて、24時間往診が可能な体制を確保し、往診担当医の氏名、担当日等を文書により患家に提供していること。

ウ　当該診療所において、又は別の保険医療機関若しくは訪問看護ステーションの看護師等との連携により、患家の求めに応じて、当該診療所の保険医の指示に基づき、24時間訪問看護の提供が可能な体制を確保し、訪問看護の担当者の氏名、担当日等を文書により患家に提供していること。

エ　当該診療所において、又は別の保険医療機関との連携により、緊急時に居宅において療養を行っている患者が入院できる病床を常に確保し、受入医療機関の名称等をあらかじめ地方厚生（支）局長に届け出ていること。

オ　他の保険医療機関又は訪問看護ステーションと連携する場合には、連携する保険医療機関又は訪問看護ステーションにおいて緊急時に円滑な対応ができるよう、あらかじめ患家の同意を得て、当該患者の病状、治療計画、直近の診療内容等緊急の対応に必要な診療情報を連携保険医療機関等に文書（電子媒体を含む。）により随時提供していること。

カ　患者に関する診療記録管理を行うにつき必要な体制が整備されていること。

キ　当該地域において、他の保健医療サービス及び福祉サービスとの連携調整を担当する者と連携していること。

ク　年に1回、在宅看取り数等を別添2の様式11の3を用いて、地方厚生（支）局長に報告していること。

ケ　直近1か月に初診、再診、往診又は訪問診療を実施した患者のうち、往診又は

訪問診療を実施した患者の割合が９割５分以上の保険医療機関にあっては、上記アからクまでの基準に加え、（１）のシの（イ）から（ニ）までの要件のいずれも満たすこと。

なお、区分番号「Ｉ０１６」精神科在宅患者支援管理料の届出を行っている診療所であって、ＧＡＦ尺度による判定が40以下の統合失調症の患者を10人以上診療している保険医療機関にあっては、（１）のシの（イ）から（ニ）までの要件を満たしていなくても差し支えないものとする。

Q1-2 ●実務に役立つ・ポイント解説超入門
病床の分類

　病床とはホスピタルベッドのことであり、入院にて治療を要する患者のベッドのことを言います。法的には第１号から第５号に分類されています。

　第１号精神病床・第２号感染症病床・第３号結核病床・第４号療養病床・第５号一般病床となっています。診療報酬算定上では、病床数により算定点数が異なったりすることもありますが、このようなケースの多くは一般病床の数が関係しています。

　また、入院料に関係する入院基本料においては、上記の分類に加えて特定機能病院や有床診療所、障害者施設等などの分類についても関係しています。医療法においては、病床に関しての広さなども規定されています。

　次頁の表が各病床の基準となります。入院治療を行う医療機関は上記のような基準をクリアして申請することになります。下記は各病床の定義になります。

一　精神病床病院の病床のうち、精神疾患を有する者を入院させるためのものをいう。

二　感染症病床病院の病床のうち、感染症の予防及び感染症の患者に対する医療に関する法律（平成10年法律第114号）第６条第２項に規定する一類感染症、同条第３項に規定する二類感染症（結核を除く。）、同条第７項に規定する新型インフル

【参考資料】 病床種別ごとの構造設備基準

〔法§21①・§21②・§21③、規則§16①・§21①・§43の2、H13改正省令附則§2・§3・
§5・§6・§8・§21・§22、条例§7、条例附則§4、都規則§7・§10〕

(1) 一般病床、療養病床、感染症病床、結核病床

	一般病床	療養病床	感染症及び結核病床
病室定員	5人以上でも可	4人以内 ※2 5人以上でも可	5人以上でも可
病床面積	内法 6.4 ㎡以上／1人 ※1 内法 4.3 ㎡以上／1人	内法 6.4 ㎡以上／1人 ※2 芯々 6.0 ㎡以上／1人	内法 6.4 ㎡以上／1人 ※1 内法 4.3 ㎡以上／1人
廊下幅	片側廊下 …内法 1.8 m以上 中廊下 …内法 2.1 m以上 ※1 片側廊下 …内法 1.2 m以上 中廊下 …内法 1.6 m以上	片側廊下 …内法 1.8 m以上 中廊下 …内法 2.7 m以上 ※1 片側廊下 …内法 1.2 m以上 中廊下 …内法 1.6 m以上	片側廊下 …内法 1.8 m以上 中廊下 …内法 2.1 m以上 ※1 片側廊下 …内法 1.2 m以上 中廊下 …内法 1.6 m以上
必置施設	・各科専門の診察室 ・手術室 ・処置室 ・臨床検査施設 ・エックス線装置 ・調剤所 ・<u>給食施設</u> ・<u>消毒施設</u> ・<u>洗濯施設</u> (注) 下線の項目は外部委託の場合には一部緩和される	一般病床において必要な施設のほか ・機能訓練室 （内法 40 ㎡以上） （必要な器械及び器具を備えていること。） ※1 　機能訓練を行うために十分な広さ、必要な器械・器具を備えていること。 ・談話室 ・食堂 （1 ㎡以上／1人） ・浴室 　※2 　談話室、食堂、浴室はなくても可	一般病床において必要な施設のほか ・機械換気設備 ・感染予防のための遮断 ・一般病床の消毒施設の他に必要な消毒施設

※1　既存の建物 H13 ／ 3 ／ 1 までに開設許可を受けたもの）に係る病床を移行する場合。
　　ただし、H13 ／ 3 ／ 1 以降に増築又は全面的に改築された部分を除く。
※2　平成 12 年 3 月までに転換した療養型病床群を療養病床とした場合。

16

(2) 精神病床

	精神病床	
	(1) 内科、外科、産婦人科、眼科及び耳鼻いんこう科を有する100床以上の病院（特定機能病院を除く。）並びに大学付属病院（精神病床のみを有する病院及び特定機能病院を除く。）	(2) (1) 以外の病院
病床面積	内法6.4㎡以上／一人 既設の場合 内法4.3㎡以上／一人	
廊下幅	片側廊下…内法1.8 m以上 中廊下…内法2.1 m以上 既設の場合： 片側廊下…内法1.2 m以上 中廊下…内法1.6 m以上	片側廊下…内法1.8 m以上 中廊下…内法2.7 m以上 既設の場合： 片側廊下…内法1.2 m以上 中廊下…内法1.6 m以上
必置施設	一般病床において必要な施設のほか、精神疾患の特性を踏まえた適切な医療の提供及び患者の保護のために必要な施設	

エンザ等感染症及び同条第八項に規定する指定感染症（同法第7条の規定により同法第19条又は第20条の規定を準用するものに限る。）の患者（同法第8条（同法第7条において準用する場合を含 む。）の規定により一類感染症、二類感染症、新型インフルエンザ等感染症又は指定感染症の患者とみなされる者を含む。）並びに同法第6条第9項に規定する新感染症の所見がある者を入院させるためのものをいう。

三　結核病床病院の病床のうち、結核の患者を入院させるためのものをいう。

四　療養病床病院又は診療所の病床のうち、前三号に掲げる病床以外の病床であって、主として長期にわたり療養を必要とする患者を入院させるためのものをいう。

五　一般病床病院又は診療所の病床のうち、前各号に掲げる病床以外のものをいう。

各病床の現在の数は、精神病床326666床、感染症病床1888床、結核病床4370床、療養病床308444床、一般病床約40万床となっている。

自由診療と保険診療

　医療機関で受ける診療については、いわゆる公的保険が適用される保険診療と、全額自己負担で支払わないといけない自由診療があります。

　保険診療とは、厚生労働大臣が認めている診療行為のことですが、薬剤や治療法で承認を受けていないもの（申請中のものを含む）は自由診療となり、保険適用を受けることができず、自由診療扱いとなり全額患者の自己負担となります。

　健康保険法では、療養の給付に関することが第二節第六十三条に定められています。その内容は以下のようになっています。

第二節　療養の給付及び入院時食事療養費等の支給

第一款　療養の給付並びに入院時食事療養費、入院時生活療養費、保険外併用療養費及び療養費の支給

（療養の給付）

第六十三条　被保険者の疾病又は負傷に関しては、次に掲げる療養の給付を行う。

一　診察

二　薬剤又は治療材料の支給

三　処置、手術その他の治療

四　居宅における療養上の管理及びその療養に伴う世話その他の看護

五　病院又は診療所への入院及びその療養に伴う世話その他の看護

2　次に掲げる療養に係る給付は、前項の給付に含まれないものとする。

一　食事の提供である療養であって前項第五号に掲げる療養と併せて行うもの（医療法（昭和二十三年法律第二百五号）第七条第二項第四号に規定する療養病床（以下「療養病床」という。）への入院及びその療養に伴う世話その他の看護であって、当該療養を受ける際、六十五歳に達する日の属する月の翌月以後である被保険者（以下「特定長期入院被保険者」という。）に係るものを除く。以下「食事療養」という。）

二　次に掲げる療養であって前項第五号に掲げる療養と併せて行うもの（特定長期入院被保険者に係るものに限る。以下「生活療養」という。）

イ　食事の提供である療養

ロ　温度、照明及び給水に関する適切な療養環境の形成である療養

三　厚生労働大臣が定める高度の医療技術を用いた療養その他の療養であって、前項の給付の対象とすべきものであるか否かについて、適正な医療の効率的な提供を図る観点から評価を行うことが必要な療養（次号の患者申出療養を除く。）として厚生労働大臣が定めるもの（以下「評価療養」という。）

四　高度の医療技術を用いた療養であって、当該療養を受けようとする者の申出に基づき、前項の給付の対象とすべきものであるか否かについて、適正な医療の効率的な提供を図る観点から評価を行うことが必要な療養として厚生労働大臣が定めるもの（以下「患者申出療養」という。）

　上記のように定められていますが、詳細については、診療報酬点数表や療養担当規則等に記載されていますので、確認しておきましょう。

　このような保険診療に対して自由診療とは、特にがん治療の際に用いられる抗がん剤などが代表的なものと言えます。海外では使用実績があったとしても、日本において承認していない薬剤なども多く存在します。このような薬剤を使用する場合は、医師から説明があると思いますが、かなり高額なものが多く、自己負担金も高額となります。

　また、病気に対しての治療に該当しないものも自由診療の扱いとなっています。単なる疲労回復や美容を目的とした医療行為も保険給付の対象から外れています。身近なところでは、予防接種や健康診断なども病気の治療とは言えず、自由診療扱いとなります。

　また、保険診療と自由診療が混在した診療を受ける場合、混合診療と呼んでいます。現在の制度では、全面的な混合診療は認められていませんが、評価療養と呼ばれる新しい技術を用いた保険外療養と選定療養と呼んでいる、患者の選択による上乗せの保険外療養については一部認められています。医療に対する研究は日々進んでおり、以前では治療できなかったケースでも治療が可能になっていきます。このように医療の領域が今後も拡大を続けると、医療保険制度の存続自体が困難となっていく恐れもあり、評価療養の保険適用には慎重な側面があります。なお、上記のケース以外でも、医療機関が自費で患者から費用を徴収することができるものとして、保険外併用療養費という内容も定められています。入院の際の差額ベッド代などが対象になっていますので、医療機関で事務職員として勤務する場合は、確認しておくことが望ましいと言えます。

Q1-4 院内処方と院外処方

　保険医療機関において受診し、投薬を受ける場合は、受診した医療機関で薬剤を受け取ることができる院内処方と、処方箋の交付を受け、院外にある保険調剤薬局で薬剤を受け取る院外処方があります。

　平成 29 年度の処方箋受け取り率は 72.8% となっており、多くの医療機関が院内処方の形式をとっています。

「処方箋受け取り率(%)＝処方箋枚数(薬局での受付回数)／医科診療(入院外) 日数×医科投薬率＋歯科診療日数×歯科投薬率× 100」

　ちなみに昭和 49 年度時点での処方箋受取率は 0.6% であったことから考えると、急激に院外処方箋の交付が拡大したことになります。要因としては、医薬分業と呼ばれる厚生労働省の政策によるところが大きいと考えられます。

　平成 27 年度には、患者本位の医薬分業の実現に向けて、かかりつけ薬剤師やかかりつけ薬局も推進されています。保険医療機関（保険薬局も含む）で使用される医薬品は医療用医薬品と呼ばれ、厚生労働大臣が単価を設定し、2 年に 1 回は見直しが行われますが、この単価は薬価基準に収載されています。

　この薬価基準に収載されている各薬剤の単価は保険医療機関（病院や診療所）及び保険薬局でも同一となっており、全国統一の単価となります。この単価は患者に使用した場合に請求できる金額となりますが、保険医療機関等が薬剤を使用する場合は、当然のこととして製薬会社等から薬剤を購入し、患者に使用することになります。ここに差額が発生します。このような購入単価と患者に販売する単価(薬価)の差額のことを薬価差益と呼んでいます。この薬価差益は従来の医療機関にとって大きな収益源となっていました。しかし医薬分業が推進されるためには処方箋発行率を上げる必要が生じます。そこでこの薬価差益が減少するような単価（薬価）設定を行うことにより、医療機関では多くの薬剤を院内に抱えるメリットが減少し、院外処方箋の交付に切り替える医療機関

が増加し、現在に至っています。

　このような背景から院外処方箋を受ける保険薬局数も増加し、平成8年には4万件だった保険薬局が平成28年度では5.9万件となり6万件を超える勢いとなっています。しかしながら、薬局の収入の大部分を占めているのは薬剤料であり、やはり薬価差益が大きい保険薬局でないと収益を上げにくい実情もあります。

　また、いわゆるレセプトで請求する調剤にまつわる点数も、病院や診療所で処方を受けた場合と保険薬局で薬剤をもらう場合では、請求額が異なります。当然と言えますが、保険薬局で請求される調剤報酬のほうが高くなります。このような点から、先に述べた患者本位の医薬分業を満たすためには、医薬分業による患者メリットを明確に出していく必要があると言えます。もちろん、費用負担だけが患者メリットではありません。既に多くの調剤薬局では、患者サービスの向上に努力されていますが、患者サービスの更なる明確化が今後の課題とも言えます。

●診療報酬と調剤報酬

　実際に処方が行われた場合の算定項目を見てみましょう。まずは、医療機関の場合です。

　医療機関の場合で、院内処方がされた場合は次のような項目を算定することになります。

【院内処方の場合】

　薬剤料＋調剤料（麻薬等加算あり）＋処方料（特定疾患処方管理加算、乳幼児加算、外来後発医薬品使用体制加算、向精神薬調整連携加算、麻薬等加算あり）＋調剤技術基本料（院内製剤加算あり）

　※調剤技術基本料は薬剤が常勤している医療機関のみ算定

　※調剤料は内用薬（内服薬、屯服薬）と外用薬があり、該当する項目を算定

　※特定疾患処方管理加算は1と2があり、特定疾患に対する長期処方の場合は2を算定

　※処方料については、向精神薬多剤投与の場合や、7種類以上の内用薬が処方された場合、6種類以内の内用薬が処方された場合で点数

が異なります。

　※薬剤料については、単価は全国統一ですが、多剤投与(内用薬が7
　　種類以上)に該当した場合は、総薬剤点数の90/100で算定します。
　※入院診療において院内処方が行われた場合は、処方料は算定するこ
　　とができません。
　※睡眠薬等を投与した場合は剤数によって薬剤料が減額になることが
　　あります。
　上記が院内処方の際に算定する項目になります。各々、算定要件があ
りますので、実際の医療機関で算定する場合は、要件を十分に理解して
おくことが必要です。次に院外処方箋を発行した場合の医療機関で算定
する項目について確認しましょう。

【院外処方箋が交付された場合（処方箋を発行した医療機関で算定する項目）】

・処方箋料（乳幼児加算）
・特定疾患処方管理加算
・一般名処方加算
・抗悪性腫瘍剤処方管理加算
・向精神薬調整連携加算あり

　上記が院外処方箋を交付した際に交付した医療機関で算定する項目に
なります。単純に処方箋料と加算を算定することになります。

　また、うがい薬のみを投与した場合は処方箋料の算定が認められませ
ん。加算の中で、一般名処方加算という項目がありますが、こちらは後
発医薬品の普及を促進する目的があります。薬の名称については1つで
はなく、商品名（販売会社が付けた名前）、一般名（薬物名）、成分名、
化合物名などがあります。

　処方箋の薬剤の記載を商品名で記載した場合は、その薬剤以外は調剤
することができませんが、一般名で記載すると同様の成分で異なる製薬
会社が出している薬剤の中からどれを選択してもいいことになり、薬剤
師から説明を受けた患者さんが、好きな薬剤を選択することができます。

　薬剤には先発医薬品と後発医薬品と呼ばれる、先発医薬品の特許が切
れた後に製造販売が認められる薬剤があります。費用を比較すると先発

医薬品と比べ後発医薬品のほうが単価が安く設定されていますので、患者さんの窓口負担に大きく関係します。このようなことから、患者さんに選択することを認めた処方箋については、薬剤材料が下がる効果が期待できるため、処方箋料に対して加算が認められています。では最後に処方箋を受け付けた保険薬局で算定する項目について見ていきましょう。

【院外処方箋が交付された保険薬局で算定する項目】

・調剤技術料（調剤基本料や調剤料と各加算）
・薬学管理料（薬剤服用歴管理指導などとその加算）
・薬剤料

　上記が保険薬局で算定する項目となります。院内処方に比べ項目が少ないように見えますが、各点数は院内処方で算定する場合と比較し、高点数になっていることが多く、患者さん自身からすると医療機関では、処方箋料を算定され、更に薬局で上記のような項目を算定されることになりますので、サービス面を考慮せず単に金額の比較だと院外処方のほうが費用が高くなります。以上が院内処方と院外処方で算定する項目になりますので、算定項目と要件を十分に理解して請求に当たりましょう。

Q1-5　●実務に役立つ・ポイント解説超入門
入院時食事療養費

　入院において治療を受ける際に院内で提供される食事代のことを入院時食事療養費と呼んでいます。65歳以上の患者の場合は、入院時生活療養費と呼んでいます。

　入院時に受ける食事について従来は診療費に含まれていましたが、平成6年の法改正で食事療養費が設定されました。当初は、1日単位の算定でしたが、平成18年4月より1食単位に変更されました。

　食事療養及び生活療養は（Ⅰ）（Ⅱ）に分類されており、（Ⅰ）を算定する場合は、入院時食事療養費及び入院時生活療養費の食事の提供たる療養の基準等をクリアする必要があります。多くの医療機関は（Ⅰ）の基準をクリアしています。

【療養の基準】

　入院時食事療養費及び入院時生活療養費の食事の提供たる療養の基準等、は次のように定められています。

一　入院時食事療養（Ⅰ）を算定すべき食事療養及び入院時生活療養（Ⅰ）を算定すべき生活療養の基準

　（一）　原則として、当該保険医療機関を単位として行うものであること。

　（二）　入院時食事療養及び入院時生活療養の食事の提供たる療養は、管理栄養士又は栄養士によって行われていること。

　（三）　患者の年齢、病状によって適切な栄養量及び内容の入院時食事療養及び入院時生活療養の食事の提供たる療養が適時に、かつ適温で行われていること。

　（四）　地方厚生局長又は地方厚生支局長（以下「地方厚生局長等」という。）に対して当該届出を行う前六月間において当該届出に係る事項に関し、不正又は不当な届出（法令の規定に基づくものに限る。）を行ったことがないこと。

　（五）　地方厚生局長等に対して当該届出を行う前六月間において療担規則及び薬担規則並びに療担基準に基づき厚生労働大臣が定める掲示事項等（平成十八年厚生労働省告示第百七号）第三に規定する基準に違反したことがなく、かつ、現に違反していないこと。

　（六）　地方厚生局長等に対して当該届出を行う時点において、厚生労働大臣の定める入院患者数の基準及び医師等の員数の基準並びに入院基本料の算定方法（平成十八年厚生労働省告示第百四号）に規定する入院患者数の基準に該当する保険医療機関又は医師等の員数の基準に該当する保険医療機関でないこと。

　（七）　地方厚生局長等に対して当該届出を行う前六月間において、健康保険法（大正十一年法律第七十号）第七十八条第一項の規定に基づく検査等の結果、診療内容又は診療報酬の請求に関し、不正又は不当な行為が認められたことがないこと。

二　入院時食事療養及び入院時生活療養の食事の提供たる療養に係る特別食

　疾病治療の直接手段として、医師の発行する食事箋に基づき提供された適切な栄養量及び内容を有する腎臓食、肝臓食、糖尿食、胃潰瘍食、貧血食、膵臓食、脂質異常症食、痛風食、てんかん食、フェニールケトン尿症食、楓糖尿症食、ホモシスチン尿症食、ガラクトース血症食、治療乳、無菌食及び特別な場合の検査食（単な

る流動食及び軟食を除く。）

食事療養及び生活療養の費用額算定表

第一　食事療養

1　入院時食事療養（Ⅰ）（1食につき）

(1)　(2)以外の食事療養を行う場合　640円

(2)　流動食のみを提供する場合　575円

注

1　(1)については、別に厚生労働大臣が定める基準に適合しているものとして地方厚生局長等に届け出て当該基準による食事療養を行う保険医療機関に入院している患者について、当該食事療養を行ったときに、1日につき3食を限度として算定する。

2　(2)については、別に厚生労働大臣が定める基準に適合しているものとして地方厚生局長等に届け出て当該基準による食事療養を行う保険医療機関に入院している患者について、当該食事療養として流動食（市販されているものに限る。以下同じ。）のみを経管栄養法により提供したときに、1日に3食を限度として算定する。

3　別に厚生労働大臣が定める特別食を提供したときは、1食につき76円を、1日につき3食を限度として加算する。ただし、(2) を算定する患者については、算定しない。

4　当該患者（療養病棟に入院する患者を除く。）について、食堂における食事療養を行ったときは、1日につき50円を加算する。

2　入院時食事療養（Ⅱ）（1食につき）

(1)　(2)以外の食事療養を行う場合　506円

(2)　流動食のみを提供する場合　460円

注

1　(1)については、入院時食事療養（Ⅰ）を算定する保険医療機関以外の保険医療機関に入院している患者について、食事療養を行ったときに、1日につき3食を限度として算定する。

2　(2)については、入院時食事療養（Ⅰ）を算定する保険医療機関以外の保険医療機関に入院している患者について、食事療養として流動食のみを経管栄

養法により提供したときに、1日につき3食を限度として算定する。

第二　生活療養

1　入院時生活療養（Ⅰ）

(1)　健康保険法第六十三条第二項第二号イ及び高齢者の医療の確保に関する法律第六十四条第二項第二号イに掲げる療養（以下「食事の提供たる療養」という。）（1食につき）

　　イ　ロ以外の食事の提供たる療養を行う場合　554円

　　ロ　流動食のみを提供する場合　500円

(2)　健康保険法第六十三条第二項第二号ロ及び高齢者の医療の確保に関する法律第六十四条第二項第二号ロに掲げる療養（以下「温度、照明及び給水に関する適切な療養環境の形成たる療養」という。）（1日につき）　398円

　　注

　　1　(1)のイについては、別に厚生労働大臣が定める基準に適合しているものとして地方厚生局長等に届け出て当該基準による生活療養を行う保険医療機関に入院している患者について、当該生活療養を行ったときに、(1)に掲げる療養として、1日につき3食を限度として算定する。

　　2　(1)のロについては、別に厚生労働大臣が定める基準に適合しているものとして地方厚生局長等に届　け出て当該基準による生活療養を行う保険医療機関に入院している患者について、当該生活療養として流動食のみを経管栄養法により提供したときに、(1)に掲げる療養として、1日につき3食を限度として算定する。

　　3　別に厚生労働大臣が定める特別食を提供したときは、(1)に掲げる療養について、1食につき76円を、1日につき3食を限度として加算する。ただし、(1)のロを算定する患者については、算定しない。

　　4　当該患者（療養病棟に入院する患者を除く。）について、食堂における(1)に掲げる療養を行ったときは、1日につき50円を加算する。

2　入院時生活療養（Ⅱ）

(1)　食事の提供たる療養（1食につき）420円

(2)　温度、照明及び給水に関する適切な療養環境の形成たる療養（1日につき）398円

注　入院時生活療養（Ⅰ）を算定する保険医療機関以外の保険医療機関に入院
　している患者について、生活療養を行ったときに、(1)に掲げる療養について
　は1日につき3食を限度として算定する。

●標準負担額

　先に述べた費用は食事療養全体に関する費用となり、患者自身が負担
する費用は次のようになります。

	～平成 28 年 3 月	平成 28 年 4 月～	平成 30 年 4 月～
一般の方	1食につき ２６０円	1食につき ３６０円	1食につき ４６０円

住民税・非課税世帯の方	1食につき ２１０円

住民税非課税世帯の方で 過去１年間の入院日数が ９０日を超えている場合	1食につき １６０円

住民税非課税世帯に属し、 かつ所得が一定基準に 満たない７０才以上の高齢受給者	1食につき １００円

　標準負担額の軽減措置を受ける場合は「健康保険限度額適用・標準負
担額減額認定申請書」に被保険者証と低所得の証明書を添付して、全国
健康保険協会の都道府県支部に提出します。申請が認められると「健康
保険限度額適用・標準負担額減額認定証」が交付されますから、被保険
者証と認定証を医療機関の窓口へ提出することで標準負担額の軽減措置
が受けられます。
　低所得の証明は、低所得者世帯（住民税の非課税世帯）の人について
は、住所地の市区役所または、町村役場等で証明を受けた住民税の非課
税証明、所得が一定基準に満たない場合は非課税証明に給与や年金の源
泉徴収票、生活保護法の要保護者については、福祉事務所長が行う標準
負担額認定該当の証明が必要となります。

Q1-6 ●実務に役立つ・ポイント解説超入門 オンライン診療

　オンライン診療とは、遠隔医療のうち、医師－患者間において、情報通信機器を通して、患者の診察及び診断を行い診断結果の伝達や処方等の診療行為を、リアルタイムにより行う行為のことを言います。新型コロナなどの感染症が拡大傾向になり、遠隔で診療が行えるオンライン診療のニーズは今後増加していくことが予測されます。

　厚生労働省でも積極的に導入を進めたい方針のようです。オンライン診療のメリットは、二次感染リスクを軽減することができることや、待ち時間の短縮や外出先でも診療を受けることができることなどが挙げられます。しかしながら全ての患者に対して有効な診療形態とは言えず、対面診療が必要な疾患等の場合は、従来通りの診療が必要となります。

　また、全医療機関がオンライン診療を実施しているわけではありません。現在の診療報酬では、対面診療とオンライン診療の費用を比較すると対面診療のほうが単価が高く設定されているため、導入している医療機関はごく一部にとどまっています。オンライン診療を希望する場合は、医師に相談する必要があります。また、2020年診療報酬改定では、オンライン医学管理料も新設されています。

【参考資料】

オンライン診療算定に関する注及び通知

注

1 別に厚生労働大臣が定める施設基準に適合しているものとして地方厚生局長等に届け出た保険医療機関において、継続的に対面診療を行っている患者であって、別に厚生労働大臣が定めるものに対して、情報通信機器を用いた診療を行った場合に、患者1人につき月1回に限り算定する。ただし、連続する3月は算定できない。

2 区分番号Ａ０００に掲げる初診料、区分番号Ａ００１に掲げる再診料、区分番号Ａ００２に掲げる外来診療料、区分番号Ｃ００１に掲げる在宅患者訪問診療料（Ⅰ）又は区分番号Ｃ００１－２に掲げる在宅患者訪問診療料（Ⅱ）を算定する月は、別に算定できない。

3　別に厚生労働大臣が定める地域に所在する保険医療機関において、医師の急病等やむを得ない事情により診療の実施が困難となる場合であって、当該保険医療機関が、同一の二次医療圏（医療法第30条の4第2項第12号に規定する区域をいう。）に所在する注1に規定する施設基準に適合しているものとして地方厚生局長等に届け出た他の保険医療機関に依頼し、情報通信機器を用いて初診が行われた場合に、患者1人につき月1回に限り算定する。

通知

（1）オンライン診療料は、対面診療の原則のもとで、対面診療と、ビデオ通話が可能な情報通信機器を活用した診療（以下「オンライン診療」という。）を組み合わせた診療計画を作成し、当該計画に基づいて計画的なオンライン診療を行った場合に、患者1人につき月1回に限り算定できる。なお、当該診療計画に基づかない他の傷病に対する診療は、対面診療で行うことが原則であり、オンライン診療料は算定できない。

（2）オンライン診療は、（1）の計画に基づき、対面診療とオンライン診療を組み合わせた医学管理のもとで実施されるものであり、連続する3月の間に対面診療が1度も行われない場合は、算定することはできない。また、対面診療とオンライン診療を同月に行った場合は、オンライン診療料は算定できない。

（3）オンライン診療料が算定可能な患者は、次に掲げる患者に限るものとする。

ア　区分番号「Ｂ０００」特定疾患療養管理料、「Ｂ００１」の「5」小児科療養指導料、「Ｂ００１」の「6」てんかん指導料、「Ｂ００１」の「7」難病外来指導管理料、「Ｂ００１」の「27」糖尿病透析予防指導管理料、「Ｂ００１－２－９」地域包括診療料、「Ｂ００１－２－１０」認知症地域包括診療料、「Ｂ００１－３」生活習慣病管理料、「Ｃ００２」在宅時医学総合管理料又は「Ｉ０１６」精神科在宅患者支援管理料（以下「オンライン診療料対象管理料等」という。）の算定対象となる患者で、オンライン診療料対象管理料等を初めて算定した月から3月以上経過し、かつ、オンライン診療を実施しようとする月の直近3月の間、オンライン診療料対象管理料等の対象となる疾患について、毎月対面診療を受けている患者（直近2月の間にオンライン診療料の算定がある場合を除く。）。

イ　区分番号「Ｃ１０１」に掲げる在宅自己注射指導管理料を算定している糖尿病、肝疾患（経過が慢性なものに限る。）又は慢性ウイルス肝炎の患者であって、当該疾患に対する注射薬の自己注射に関する指導管理を最初に行った月から3月以上経過し、かつ、オンライン診療を実施しようとする月の直近3月の間、当該疾患につ

いて、毎月対面診療を受けている患者（直近2月の間にオンライン診療料の算定がある場合を除く。）。

ウ 事前の対面診療、ＣＴ撮影又はＭＲＩ撮影及び血液学的検査等の必要な検査を行った上で一次性頭痛であると診断されており、病状や治療内容が安定しているが、慢性的な痛みにより日常生活に支障を来すため定期的な通院が必要な患者（以下「頭痛患者」という。）であって、当該疾患に対する対面診療を最初に行った月から3月以上経過し、かつ、オンライン診療を実施しようとする月の直近3月の間、当該疾患について、毎月対面診療を受けている患者（直近2月の間にオンライン診療料の算定がある場合を除く。）

（4）オンライン診療は、日常的に通院又は訪問による対面診療が可能な患者を対象として、患者の同意を得た上で、対面診療とオンライン診療を組み合わせた診療計画（対面による診療の間隔は3月以内のものに限る。）を作成した上で実施すること。

（5）患者の急変時等の緊急時には、原則として、当該医療機関が必要な対応を行うこと。ただし、夜間や休日など当該医療機関でやむを得ず対応できない場合については、患者が速やかに受診できる医療機関において対面診療を行えるよう、事前に受診可能な医療機関を患者に説明した上で、当該計画の中に記載しておくこととして差し支えない。

（6）当該計画に沿った計画的なオンライン診療を行った際には、当該診療の内容、診療を行った日、診療時間等の要点を診療録に記載すること。

（7）オンライン診療を行う医師は、オンライン診療料の対象となる管理料等を算定する際に診療を行った医師又は頭痛患者に対する対面診療を行った医師と同一のものに限る。

（8）オンライン診療を行う際には、厚生労働省の定める情報通信機器を用いた診療に係る指針に沿って診療を行う。

（9）オンライン診療は、当該保険医療機関内において行う。「基本診療料の施設基準等及びその届出に関する手続きの取扱いについて」の「別添3」の「別紙2」に掲げる医療を提供しているが医療資源の少ない地域及び当該地域に準じる地域（以下この項において「医療資源の少ない地域等」という。）に所在する保険医療機関又は「へき地保健医療対策事業について」（平成13年5月16日医政発第529号）に規定するへき地医療拠点病院（以下（9）において、「医療資源の少ない地域等に所在する保険医療機関等」という。）において、当該保険医療機関で専門的な医療

を提供する観点から、「基本診療料の施設基準等」第三の八の二の（1）に定める施設基準に適合しているものとして地方厚生（支）局長に届け出た他の保険医療機関の医師が継続的な対面診療を行っている患者であって、「基本診療料の施設基準等」第三の八の二の（2）に定めるものに限り、医師の判断により当該他の保険医療機関内においてオンライン診療を行ってもよい。なお、この場合の診療報酬の請求については、医療資源の少ない地域等に所在する保険医療機関等において行うこととし、当該診療報酬の分配は相互の合議に委ねる。

(10) オンライン診療料を算定した同一月に、第2章第1部の各区分及び第2部第2節第1款の各区分（別に厚生労働大臣が定めるものは除く。）に規定する医学管理等及び在宅療養指導管理料は算定できない。

(11) オンライン診療時に、投薬の必要性を認めた場合は、区分番号「Ｆ１００」処方料又は区分番号「Ｆ４００」処方箋料を別に算定できる。オンライン診療時の投薬は、原則、対面診療時と同一の疾患又は症状に対して行うこと。ただし、医療資源が少ない地域等における診療又は在宅診療の場合であって、速やかな受診が困難な患者に対して、発症が容易に予測される症状の変化と対応方針についてあらかじめ診療計画に記載している場合に限り、医師の判断により、当該症状の変化に対して医薬品を処方しても差し支えない。

(12) 当該診療を行う際には、予約に基づく診察による特別の料金の徴収はできない。

(13) 当該診療を行う際の情報通信機器の運用に要する費用については、療養の給付と直接関係ないサービス等の費用として別途徴収できる。

(14) オンライン診療料を算定する場合は、診療報酬明細書の摘要欄に、該当するオンライン診療料の対象となる管理料等の名称及び算定を開始した年月日又は頭痛患者に対する対面診療を開始した年月日を記載すること。

(15) 頭痛患者に対する対面診療を最初に行った月から3月以上経過していることについて、当該期間は一次性頭痛の診断の確定後の期間であること。なお、初診を行った月は当該期間に含めない。

(16) 頭痛患者に対してオンライン診療を行う医師は、脳神経外科若しくは脳神経内科の経験を5年以上有する医師又は頭痛患者のオンライン診療に係る適切な研修を修了した医師に限ること。なお、当該研修を修了した医師が当該診療を行う場合は、脳神経外科又は脳神経内科の経験を5年以上有する医師により診断が行われた患者を対象とすること。

(17) 「注3」に規定する厚生労働大臣が定める地域のうち、当該地域に準ずる地域

とは、「へき地保健医療対策事業について」（平成 13 年 5 月 16 日医政発第 529 号）に規定する無医地区若しくは無医地区に準ずる地域をいう。

(18)「注 3」に規定するやむを得ない事情とは、当該地域において、医師の急病時等であって、代診を立てられないこと等により患者の診療継続が困難となる場合をいう。この場合において、患者の同意を得て、二次医療圏内の他の保険医療機関にあらかじめ診療情報の提供を行い、情報提供を受けた保険医療機関の医師が医師の判断により初診からオンライン診療を行う場合は、患者 1 人につき月 1 回に限り、オンライン診療料を算定できる。なお、当該報酬の請求については、診療情報の提供を行った保険医療機関で行うものとし、当該報酬の分配は相互の合議に委ねる。また、診療情報の提供を受けてオンライン診療を行うことができる保険医療機関は、オンライン診療料の施設基準に係る届出を行っている保険医療機関に限る。

(19)「注 3」に規定する診療に係る事前の診療情報の提供について、区分番号「Ｂ００９」診療情報提供料（Ｉ）は別に算定できない。

Q1-7 ●実務に役立つ・ポイント解説超入門
外来管理加算

　外来管理加算とは、基本診療料における再診料に対する加算の一つです。再診料を算定する医療機関は、診療所や許可病床のうち一般病床に係るものの数が 200 床未満の病院になるため、一般病床が 200 床以上の比較的大きな医療機関では算定することができない加算となります。

　外来管理加算というネーミング的にどのような際に算定する加算かイメージがしにくいですが、算定の原則を見る限り、診療科間の算定点数を是正するという意味合いがあると思われます。外科系の診療の場合は算定することができず、内科系診察で、検査等が行われない比較的診療報酬が低いような診療時においては外来管理加算を認めています。

　また、精神科での診療においても算定するケースが少ないのも特徴です。診療所や 200 床未満の病院では電話による診療 (診察) も認められていますが、医師による直接の診察に該当しないという理由から算定することが認められていません。同様の見解で遠隔診療を行った場合も算定することができなくなっています。

算定の注意点

ア 外来管理加算は、処置、リハビリテーション等（診療報酬点数のあるものに限る。）を行わずに計画的な医学管理を行った場合に算定できるものである。

イ 外来管理加算を算定するに当たっては、医師は丁寧な問診と詳細な身体診察（視診、聴診、打診及び触診等）を行い、それらの結果を踏まえて、患者に対して症状の再確認を行いつつ、病状や療養上の注意点等を懇切丁寧に説明するとともに、患者の療養上の疑問や不安を解消するため次の取組を行う。

【提供される診療内容の事例】

1 問診し、患者の訴えを総括する。

　「今日伺ったお話では、『前回処方した薬を飲んで、熱は下がったけれど、咳が続き、痰の切れが悪い。』ということですね。」

2 身体診察によって得られた所見及びその所見に基づく医学的判断等の説明を行う。

　「診察した結果、頸のリンパ節やのどの腫れは良くなっていますし、胸の音も問題ありません。前回に比べて、ずいぶん良くなっていますね。」

3 これまでの治療経過を踏まえた、療養上の注意等の説明・指導を行う。

　「先日の発熱と咳や痰は、ウイルスによる風邪の症状だと考えられますが、○○さんはタバコを吸っているために、のどの粘膜が過敏で、ちょっとした刺激で咳が出やすく、痰がなかなか切れなくなっているようです。症状が落ち着くまで、しばらくの間はタバコを控えて、部屋を十分に加湿し、外出するときにはマスクをした方が良いですよ。」

4 患者の潜在的な疑問や不安等を汲み取る取組を行う。

　「他に分からないことや、気になること、ご心配なことはありませんか。」

ウ 診察に当たっては、イに規定する項目のうち、患者の状態等から必要と思われるものを行うこととし、必ずしも全ての項目を満たす必要はない。また、患者からの聴取事項や診察所見の要点を診療録に記載する。

エ 外来管理加算は、標榜する診療科に関係なく算定できる。ただし、複数科を標榜する保険医療機関において、外来患者が2以上の傷病で複数科を受診し、一方の科で処置又は手術等を行った場合は、他科においては外来管理加算は算定できない。

オ 区分番号「C000」往診料を算定した場合にも、再診料に加えて外来管理加算

を算定できる。

カ　投薬は本来直接本人を診察した上で適切な薬剤を投与すべきであるが、やむを得ない事情で看護に当たっている者から症状を聞いて薬剤を投与した場合においても、再診料は算定できるが、外来管理加算は算定できない。また、多忙等を理由に、イに該当する診療行為を行わず、簡単な症状の確認等を行ったのみで継続処方を行った場合にあっては、再診料は算定できるが、外来管理加算は算定できない。

キ　「注8」の厚生労働大臣が別に定める検査とは、第2章第3部第3節生体検査料のうち、次の各区分に掲げるものをいう。

・超音波検査等
・脳波検査等
・神経・筋検査
・耳鼻咽喉科学的検査
・眼科学的検査
・負荷試験等
・ラジオアイソトープを用いた諸検査
・内視鏡検査

Q1-8 外来診療料

●実務に役立つ・ポイント解説超入門

　外来診療料とは、基本診療料における再診時に算定する診療報酬です。算定できる医療機関としては、診療所や一般病床が200未満の病院で算定する再診料とは異なり、許可病床のうち一般病床に係るものの数が200床以上である保険医療機関における再診時に算定できます。

　200床以上の医療機関が対象になっていることから、比較的大きな医療機関で算定する点数と言えます。また、200床以上の医療機関の場合、紹介率が高いなど、小規模な医療機関が担っている医療とは異なる点も多く、外来診療料を算定した際に行われた、他の区分の診療が包括され算定することができないものが多く設定されているのも特徴の一つです。

　また、再診料を算定する医療機関で認められている、夜間・早朝等加算、外来管理加算、時間外対応加算、明細書発行体制等加算、地域包括診療

加算、認知症地域包括診療加算、薬剤適正使用連携加算については算定することができなくなっています。なお、時間外加算等については再診料と同様に算定することができます。また、外来診療料算定時に行われた、尿検査の一部（尿一般検査等）、糞便検査の一部、血液形態・機能検査の一部、創傷処置などの処置の一部は算定することができないとされています。ただし、このような包括される診療行為が 200 床以上の医療機関の初診時に行われている場合は、通常通り算定することが認められるので注意が必要です。

外来診療料の通知

（1）外来診療料は、医療機関間の機能分担の明確化、請求の簡素化を目的として設定されたものであり、一般病床の病床数が 200 床以上の病院において算定する。

（2）「注2」又は「注3」に規定する保険医療機関において、病院と診療所の機能分担の推進を図る観点から、他の病院（一般病床の病床数が 200 床未満のものに限る。）又は診療所に対し文書による紹介を行う旨の申出を行ったにもかかわらず、当該病院を受診した患者については、「注1」の規定にかかわらず、「注2」又は「注3」の所定点数を算定する。（緊急その他やむを得ない事情がある場合を除く。）この場合において、患者に対し十分な情報提供を行い、患者の自由な選択と同意があった場合には、「注1」との差額に相当する療養部分について、選定療養としてその費用を患者から徴収することができる。また、初診の患者に占める他の病院又は診療所等からの文書による紹介があるものの割合等が低い保険医療機関とは、区分番号「Ａ０００」初診料の（6）と同様である。

（3）特定機能病院及び地域医療支援病院のうち、前年度1年間の紹介率の実績が 50％未満かつ逆紹介率の実績が 50％未満の保険医療機関においては、紹介率及び逆紹介率の割合を別紙様式 28 により、毎年 10 月に地方厚生（支）局長へ報告すること。また、報告を行った保険医療機関であって、報告年度の連続する6か月間で実績の基準を満たした保険医療機関については、翌年の4月1日までに地方厚生（支）局長へ報告すること。

（4）許可病床の数が 400 床以上の病院（特定機能病院及び地域医療支援病院を除く。）のうち、前年度1年間の紹介率の実績が 40％未満かつ逆紹介率の実績が 30％未満の保険医療機関の取扱いについては、（3）と同様であること。

（5）「注4」に規定する保険医療機関の取扱いについては、区分番号「Ａ０００」

初診料の（9）から(11)までと同様である。

（6）同一保険医療機関において、同一日に他の傷病（1つ目の診療科で診療を受けた疾病又は診療継続中の疾病と同一の疾病又は互いに関連のある疾病以外の疾病のことをいう。）について、患者の意思に基づき、別の診療科（医療法上の標榜診療科のことをいう。）を再診として受診した場合（1つ目の診療科の保険医と同一の保険医から診療を受けた場合を除く。）は、現に診療継続中の診療科1つに限り、「注5」に掲げる所定点数を算定できる。この場合において、「注6」のただし書及び「注7」から「注9」までに規定する加算は、算定できない。

（7）外来診療料の取扱いについては、再診料の場合と同様である。ただし、電話等による再診料及び外来管理加算は算定できない。

（8）包括されている検査項目に係る検査の部の款及び注に規定する加算は、別に算定できない。ただし、検査の部の第1節第1款検体検査実施料の通則3に規定する加算は、検査の部において算定することができる。

（9）外来診療料には、包括されている検査項目に係る判断料が含まれず、別に算定できる。なお、当該検査項目が属する区分（尿・糞便等検査判断料又は血液学的検査判断料の2区分）の判断料について、当該区分に属する検査項目のいずれをも行わなかった場合は、当該判断料は算定できない。

（10）外来診療料には、包括されている処置項目に係る薬剤料及び特定保険医療材料料は含まれず、処置の部の薬剤料及び特定保険医療材料料の定めるところにより別に算定できる。また、熱傷に対する処置についても別に算定できる。

(11)爪甲除去（麻酔を要しないもの）、穿刺排膿後薬液注入、後部尿道洗浄（ウルツン）、義眼処置、矯正固定、変形機械矯正術、腰部又は胸部固定帯固定、低出力レーザー照射及び肛門処置は外来診療料に含まれ別に算定できない。

Q1-9 ●実務に役立つ・ポイント解説超入門 在宅医療

　在宅医療とは、病状など何かしらの事情により医療機関に通院することが困難な患者に対して、医師をはじめとする医療従事者が自宅や入所施設等に出向き診療を行う行為を言います。厚生労働省では入院日数の短縮なども想定していると思われることから、在宅医療については今後

ますます拡大していくことが予想されます。

　また、高齢者が対象になることが多く、施設入所者に対して診療を行うことから介護保険との関係も多く、在宅医療を担当する医療機関については医療だけではなく介護に関する知識も必要となります。

　現在の在宅医療は診療報酬上、在宅患者診療・指導料の第一節と在宅療養指導管理料の第二節に分類されています。在宅患者診療・指導料では在宅患者訪問診療料など 19 項目があります。なお、往診料もこの 19 項目に含まれています。往診料と在宅患者訪問診療料はともに患家に出向き診療を行いますが、計画的に訪問して行われる診療については在宅患者訪問診療料に該当し、往診料は計画的な訪問診療ではないケースに算定することになります。

　第二節では、特定の疾患に対して行われる指導管理が対象になっています。糖尿病患者などに行われる在宅自己注射指導管理料や COPD 患者等に対して行われる、在宅酸素療法指導管理料などが代表的な項目として挙げられます。

【在宅支援診療所】

　在宅療養支援診療所とは、地域における患者の在宅療養の提供に主たる責任を有するものであり、患者からの連絡を一元的に当該診療所で受けるとともに、患者の診療情報を集約する等の機能を果たす必要があること。このため、緊急時の連絡体制及び 24 時間往診できる体制等を確保しなければならない。なお、当該診療所が他の保険医療機関（特別の関係にあるものを含む。）又は訪問看護ステーション（特別の関係にあるものを含む。）（以下この部において「連携保険医療機関等」という。）と連携する場合には、連携保険医療機関等の保険医又は看護師等との診療情報の共有に際し、当該患者の診療情報の提供を行った場合、これに係る費用は各所定点数に含まれ別に算定できない。

【在宅医療のみを実施する医療機関】

　保険医療機関の指定に当たっては、全ての被保険者に対して療養の給付を行う開放性を有する観点から、外来応需の体制を有することが必要であるが、在宅医療のみを実施する医療機関であっても、以下の要件を全て満たすことが確認できる場合にあっては、保険医療機関としての指定が認められるものであること。

（1）無床診療所であること。

（2）当該保険医療機関において、在宅医療を提供する地域をあらかじめ規定し、その範囲（対象とする行政区域、住所等）を被保険者に周知すること。

（3）（2）の地域の患者から、往診又は訪問診療を求められた場合、医学的に正当な理由等なく断ることがないこと。

（4）外来診療が必要な患者が訪れた場合に対応できるよう、（2）の地域内に協力医療機関を2か所 以上確保していること（地域医師会（歯科医療機関にあっては地域歯科医師会）から協力の同意を得ている場合にはこの限りではない）。

（5）（2）の地域内において在宅医療を提供し、在宅医療導入に係る相談に随時応じること及び当該医療機関の連絡先等を広く周知すること。

（6）診療所の名称・診療科目等を公道等から容易に確認できるよう明示したうえ、通常診療に応需する時間にわたり、診療所において、患者、家族等からの相談に応じる設備、人員等の体制を備えていること。

（7）通常診療に応需する時間以外の緊急時を含め、随時連絡に応じる体制を整えていること。

Q1-10 ●実務に役立つ・ポイント解説超入門
医学管理等

　医学管理等は、療養上に必要な指導や医学管理に対する点数として設定されています。診療を行う上では、投薬や注射、処置や手術などの外科的な療法など多岐にわたりますが、悪習慣の改善や適切な医学管理は治療上の優先順位が高く、医学管理だけでは治療効果が不十分なケースなどにおいて投薬等の診療行為が行われます。

　代表的な医学管理等は、慢性的な疾患に対して行われる特定疾患療養管理料や、投与量の精密な管理に対して行われる特定薬剤治療管理料、悪性腫瘍の診断などに用いられる悪性腫瘍特異物質治療管理料、外来・集団・入院等に行われる食事指導料、他院での診療の必要性に対して発行される診療情報提供料、院内投与した場合の薬剤情報提供料などが代表的な項目として挙げられます。また、2020年改定では、特定疾患療養管理料においてオンライン診療による指導に対して算定することも可

能となっています。

【特定疾患療養管理料の算定】

　医学管理等の中において特に中心的な項目と言えるのが、特定疾患療養管理料です。

　算定の注意点については下記の通りとなります。

1　別に厚生労働大臣が定める疾患を主病とする患者に対して、治療計画に基づき療養上必要な管理を行った場合に、月2回に限り算定する。

2　区分番号A000に掲げる初診料を算定する初診の日に行った管理又は当該初診の日から1月以内に行った管理の費用は、初診料に含まれるものとする。

3　入院中の患者に対して行った管理又は退院した患者に対して退院の日から起算して1月以内に行った管理の費用は、第1章第2部第1節に掲げる入院基本料に含まれるものとする。

4　第2部第2節第1款在宅療養指導管理料の各区分に掲げる指導管理料又は区分番号B001の8に掲げる皮膚科特定疾患指導管理料を算定すべき指導管理を受けている患者に対して行った管理の費用は、各区分に掲げるそれぞれの指導管理料に含まれるものとする。

5　別に厚生労働大臣が定める施設基準に適合しているものとして地方厚生局長等に届け出た保険医療機関において、区分番号A003に掲げるオンライン診療料を算定する際に特定疾患療養管理料を算定すべき医学管理を情報通信機器を用いて行った場合は、注1の規定にかかわらず、所定点数に代えて、特定疾患療養管理料（情報通信機器を用いた場合）として、月1回に限り100点を算定する。

結核／悪性新生物／甲状腺障害／処置後甲状腺機能低下症／糖尿病／スフィンゴリピド代謝障害及びその他の脂質蓄積障害／ムコ脂質症／リポ蛋白代謝障害及びその他の脂（質）血症／リポジストロフィー／ローノア・ベンソード腺脂肪腫症／高血圧性疾患／虚血性心疾患／不整脈／心不全／脳血管疾患／一過性脳虚血発作及び関連症候群／単純性慢性気管支炎及び粘液膿性慢性気管支炎／詳細不明の慢性気管支炎／その他の慢性閉塞性肺疾患／肺気腫／喘息／喘息発作重積状態／気管支拡張症／胃潰瘍／十二指腸潰瘍／胃炎及び十二指腸炎／肝疾患（経過が慢性なものに限る。）／慢性ウイルス肝炎／アルコール性慢性膵炎／その他の慢性膵炎／思春期早発症／性染色体異常

Q1-11 初診料と再診料

　診療報酬を算定していく上で、基本的な点数と言えるのが基本診療料となります。診療報酬制度は、基本診療料と特掲診療料に大別されていますが、基本診療料とは、初診料や再診料（200床以上の病院で算定する外来診療料含む）と入院基本料が該当します。

　入院診療や外来診療において、この基本診療料の算定は診療報酬全体の数10%を占めており、保険医療機関にとって極めて重要な項目であると言えます。

　今回は外来診療にスポットを当てて見ていきたいと思いますが、初診と再診の解釈において重要な点は、医学的に初診であるかどうか？　ということになります。初診料や再診料はいわゆる診察料のことになりますが、その診察が医学的に初診なのか否かがポイントです。初めて診療を受けた医療機関の診察が、医学的に初診であるということは多くの方が理解されていると思いますが、医学的初診とはこのような初めて受診する診察だけが対象になるのではありません。

　医学的初診とは、初めての診察時だけではなく、過去に受診したことがあったり、最近まで受診していた場合でも医学的初診に該当するケースがあります。例えば、内科に感冒（風邪）で受診しており、1週間前に完治し治癒したとしましょう。この医療機関に再度1週間後に腹痛で内科を受診した場合、再診ではなく医学的初診となり初診料を算定することになります。このようなケースが同月内に行われたとしても、腹痛での受診は初診料を算定することになります。すなわち、診察室に入った段階で治療している疾患がなければ医学的初診として初診料を算定することになります。

　また、初診には複数診療科初診というものも設定されており、内科で慢性疾患の治療を継続して受けている患者が眼科疾患を患い内科を受診した後、眼科を受診した場合は、複数診療科初診として初診料を算定することになります。逆に再診料を算定するケースは、上記以外の診察となり、診察室に入った段階で既に治療している疾患がある場合となります。外来における初診料、再診料を算定する場合は、このような医学的

初診という解釈を十分に理解しておく必要があります。下記に、初・再診料に関する通則を記載しておきますので、参照しておいてください。

通知
<通則>

1 同一の保険医療機関（医科歯科併設の保険医療機関（歯科診療及び歯科診療以外の診療を併せて行う保険医療機関をいう。以下同じ。）を除く。）において、2以上の傷病に罹っている患者について、それぞれの傷病につき同時に初診又は再診を行った場合においても、初診料又は再診料（外来診療料を含む。）は1回に限り算定するものであること。同一の保険医療機関において、2人以上の保険医（2以上の診療科にわたる場合も含む。）が初診又は再診を行った場合においても、同様であること。ただし、初診料の「注5」のただし書に規定する同一保険医療機関において、同一日に他の傷病について、新たに別の医療法施行令第3条の2第1項及び第2項に規定する診療科（以下この部において単に「診療科」という。以下同じ。）を初診として受診した場合並びに再診料の「注3」及び外来診療料の「注5」に規定する同一保険医療機関において、同一日に他の傷病で別の診療科を再診として受診した場合の2つ目の診療科については、この限りではない。

2 初診又は再診が行われた同一日であるか否かにかかわらず、当該初診又は再診に附随する一連の行為とみなされる次に掲げる場合には、これらに要する費用は当該初診料又は再診料若しくは外来診療料に含まれ、別に再診料又は外来診療料は算定できない。

ア 初診時又は再診時に行った検査、画像診断の結果のみを聞きに来た場合

イ 往診等の後に薬剤のみを取りに来た場合

ウ 初診又は再診の際検査、画像診断、手術等の必要を認めたが、一旦帰宅し、後刻又は後日検査、画像診断、手術等を受けに来た場合

3 医科歯科併設の保険医療機関において、医科診療に属する診療科に係る傷病につき入院中の患者が歯又は口腔の疾患のために歯科において初診若しくは再診を受けた場合、又は歯科診療に係る傷病につき入院中の患者が他の傷病により医科診療に属する診療科において初診若しくは再診を受けた場合等、医科診療と歯科診療の両者にまたがる場合は、それぞれの診療科において初診料又は再診料（外来診療料を含む。）を算定することができる。ただし、同一の傷病又は互いに関連のある傷病により、医科と歯科を併せて受診した場合には、主たる診療科におい

てのみ初診料又は再診料（外来診療料を含む。）を算定する。

4 医療法（昭和23年法律第205号）に規定する病床に入院（当該入院についてその理由等は問わない。）している期間中にあっては、再診料（外来診療料を含む。）（ただし、再診料の注5及び注6に規定する加算並びに外来診療料の注8及び注9に規定する加算を除く。）は算定できない。また、入院中の患者が当該入院の原因となった傷病につき、診療を受けた診療科以外の診療科で、入院の原因となった傷病以外の傷病につき再診を受けた場合においても、再診料（外来診療料を含む。）は算定できない。なお、この場合において、再診料（外来診療料を含む。）（ただし、再診料の注5及び注6に規定する加算並びに外来診療料の注8及び注9に規定する加算を除く。）以外の検査、治療等の費用の請求については、診療報酬明細書は入院用を用いること。

5 初診又は再診において、患者の診療を担う保険医の指示に基づき、当該保険医の診療日以外の日に訪問看護ステーション等の看護師等が、当該患者に対し点滴又は処置等を実施した場合に、使用した薬剤の費用については第2章第2部第3節薬剤料により、特定保険医療材料の費用については同第4節特定保険医療材料料により、当該保険医療機関において算定する。なお、当該薬剤の費用は、継続的な医学管理を行う必要がある場合に算定するものとし、区分番号「Ａ０００」初診料の算定のみの場合にあっては算定できない。また、同様に当該看護師等が検査のための検体採取等を実施した場合には、当該保険医療機関において、第2章第3部第1節第1款検体検査実施料を算定するとともに、検体採取に当たって必要な試験管等の材料を患者に対して支給すること。

6 算定回数が「週」単位又は「月」単位とされているものについては、特に定めのない限り、それぞれ日曜日から土曜日までの1週間又は月の初日から月の末日までの1か月を単位として算定する。

Q1-12 ●実務に役立つ・ポイント解説超入門 検体検査と生体検査

　診療報酬上の検査として60番の診療区分で算定するものとして、検体検査と生体検査があります。それ以外にも60番の診療区分で算定する項目として、診断穿刺・検体採取料や病理診断、薬剤料、特定保険医

療材料料などがあります。

　まず**検体検査**とは、血液、尿、大便、喀痰について検査をします。このことにより各臓器の異常やがん細胞の有無を調べることができます。

　参考までに、国立がんセンターのホームページを見てみると、各検査の内容は以下のように記載されています。

・血液検査
　貧血や白血病の有無などを調べます。
・生化学検査
　肝機能、腎機能などを調べます。
・血清検査
　感染症の有無などを調べます。
・腫瘍マーカー
　がん細胞がつくり出す特殊な物質を調べます。
・一般検査
　尿、大便の検査をします。
・細菌検査
　感染を起こしている細菌を特定します。
・輸血検査
　輸血に関する検査をします。
・病理検査
　がん細胞の有無を調べ、種類を特定します。

　診療報酬上の区分では、尿・糞便等検査（尿検査、糞便検査、穿刺液・採取液検査、悪性腫瘍組織検査等）、血液学的検査（血液形態・機能検査、出血・凝固検査、造血器腫瘍遺伝子検査、Major BCR-ABL1、遺伝学的検査、染色体検査、がんゲノムプロファイリング検査等）、生化学的検査（Ⅰ）（血液化学検査）、生化学的検査（Ⅱ）（内分泌学的検査、腫瘍マーカー、特殊分析）、免疫学的検査（免疫学的検査、感染症免疫学的検査、肝炎ウイルス関連検査、自己抗体検査、血漿蛋白免疫学的検査、細胞機能検査）、微生物学的検査（排泄物、滲出物又は分泌物の細菌顕微鏡検査、細菌培養同定検査、薬剤感受性検査、酵母様真菌薬剤感

受性検査等）に分類されています。検体検査は病気の診断や状況を把握するために実施されるため、算定頻度も高くなります。算定に関しては十分に理解しておきましょう。

　生体検査は、検体検査のように検体を採取して行うものではなく、患者に装置等を装着し機能を調べるものを言います。異常などを訴えた場合に行うケースや、手術前や大きな検査を実施する前に実施する場合もあります。多くの検査では放射線などは用いないことから、基本的には安全で、胎児の状況などの観察にも用いられるものもあります。診療報酬上では、次の項目に分類されています。

　呼吸循環機能検査等（スパイログラフィー等検査、心臓カテーテル法による諸検査、心電図検査、喘息運動負荷試験、シャトルウォーキングテスト、脈波図等）、超音波検査等（超音波検査）、監視装置による諸検査（ノンストレステスト、呼吸心拍監視、観血的動脈圧測定、中心静脈圧測定、人工膵臓検査、直腸肛門機能検査）、脳波検査等（脳波検査、光トポグラフィー、終夜睡眠ポリグラフィー等）、神経・筋検査（筋電図検査、神経学的検査、尿水力学的検査等）、耳鼻咽喉科学的検査（自覚的聴力検査、補聴器適合検査、平衡機能検査、音声言語医学的検査、嗅覚検査等）、眼科学検査（精密眼底検査、眼底カメラ撮影、細隙燈顕微鏡検査等）、皮膚科学的検査（ダーモスコピー）、臨床心理・神経心理検査（発達及び知能検査、人格検査、認知機能検査その他の心理検査等）、負荷試験等（肝及び腎のクリアランステスト、内分泌負荷試験、糖負荷試験等）、ラジオアイソトープを用いた諸検査（体外からの計測によらない諸検査）、内視鏡検査（関節鏡検査、胃・十二指腸ファイバースコピー、直腸鏡検査等）

　検査料の算定においては上記のような検査実施料に加えて、検体採取料や判断料、薬剤料などを算定するケースもありますので、どの検査で何を算定するのかを理解しておく必要があります。以下は検査料の通則になります。

通則

1　検査の費用は、第1節又は第3節の各区分の所定点数により算定する。ただし、検査に当たって患者から検体を穿刺し又は採取した場合は、第1節又は第3節の各区分の所定点数及び第4節の各区分の所定点数を合算した点数により算定する。

2　検査に当たって患者に対し薬剤を施用した場合は、特に規定する場合を除き、前号により算定した点数及び第5節の所定点数を合算した点数により算定する。

3　検査に当たって、別に厚生労働大臣が定める保険医療材料（以下この部において「特定保険医療材料」という。）を使用した場合は、前2号により算定した点数及び第6節の所定点数を合算した点数により算定する。

4　第1節又は第3節に掲げられていない検査であって特殊なものの費用は、第1節又は第3節に掲げられている検査のうちで最も近似する検査の各区分の所定点数により算定する。

5　対称器官に係る検査の各区分の所定点数は、特に規定する場合を除き、両側の器官の検査料に係る点数とする。

6　保険医療機関が、患者の人体から排出され、又は採取された検体について、当該保険医療機関以外の施設に臨床検査技師等に関する法律（昭和33年法律第76号）第2条に規定する検査を委託する場合における検査に要する費用については、別に厚生労働大臣が定めるところにより算定する。通則検体検査の費用は、第1款及び第2款の各区分の所定点数を合算した点数により算定する。

通知

<通則>

1　検査の費用には、検査を行う医師、看護師及び技術者等の人件費、試薬、デッキグラス、試験管等の材料費、機器の減価償却費、管理費及び患者の衣類等の費用は含まれる。なお、患者に施用する薬剤及び特定保険医療材料の費用は検査料とは別に算定する。

2　検査に当たって施用した薬剤の費用は別に算定できるが、第2章第5部投薬の部に掲げる処方料、調剤料、処方箋料及び調剤技術基本料並びに同第6部注射の部に掲げる注射料は、別に算定できない。なお、検査に当たって施用される薬剤（検査用試薬を含む。）は、原則として医薬品として承認されたものであることを要する。

3　撮影した画像を電子媒体に保存した場合、保存に要した電子媒体の費用は検査

にかかる所定点数に含まれる。

4　第1節及び第3節に掲げられていない検査で簡単な検査は、基本診療料に含まれるので、別に算定することはできない。なお、基本診療料に含まれる検査の主なものは、次のとおりである。

（1）血圧測定

（2）視野眼底検査のうち簡単なもの

（3）眼科検査のうち斜照法、徹照法、細隙燈検査（ルーペ式）、機器を使用しない眼圧測定検査

（4）区分番号「Ｄ２４４」自覚的聴力検査の「3」の簡易聴力検査に該当しない簡単な聴力検査

（5）精液ｐＨ測定

（6）デビス癌反応検査

（7）鼓膜運動検査

（8）イクテロメーター黄疸反応検査

（9）簡易循環機能検査

　ア　スラッジテスト

　イ　指尖部皮膚毛細血管像検査

　ウ　皮膚粘膜撮影検査

　エ　寒冷血圧検査

　オ　ビッケンバッハ起立試験

　カ　ヒスタミンテスト

　キ　レジチンテスト

　ク　末梢の静脈圧測定

　ケ　ビュルゲル病及び脱疽等の場合における電気的皮膚温度測定

　　a　単純な場合

　　b　負荷を行った場合

　コ　ギボン－ランディステスト

　サ　基礎代謝率簡易測定法

　注

　　　簡易循環機能検査とは、生体に対して物理的又は化学的負荷をかけ、血圧、脈拍等の理学所見の観察を行うことにより循環機能を検査することを目的とする簡易な検査であり、負荷の種類としては起立、寒冷、運動及び薬物等がある。

(10) 自律神経機能検査

(11) アルコール中毒に対する飲酒試験における症状監視

(12) 皮膚のインピーダンス検査（皮電図記録作成）

(13) ６誘導未満の心電図検査

(14) 尿中ブロムワレリル尿素検出検査

(15) 尿脚気反応（沢田氏反応）

(16) シュミット氏昇汞試験

(17) 糞便のストール氏虫卵数計算法

(18) 髄膜透過性検査

(19) 横田氏反応

(20) ユーグロブリン全プラスミン測定法（ユーグロブリン分屑ＳＫ活性化プラスミン値測定）

(21) 緒方法等の補体結合反応による梅毒脂質抗原使用検査

(22) 卵白アルブミン感作血球凝集反応検査

(23) ラクトアルブミン感作血球凝集反応検査

(24) Miller Kurzrok 検査

(25) Schick 反応

(26) Dick 反応

(27) Frei 反応

(28) 光田反応

(29) 松原反応

(30) 伊藤反応

(31) トキソプラズマ症、ジストマ症及び猩紅熱の皮内テスト

(32) 膨疹吸収時間測定

(33) ジアゾ反応

(34) インジカン

(35) 血液比重測定

(36) 末梢血液像及び骨髄像における特殊染色のＢＲＡＣＨＥＴ試験

(37) 赤血球抵抗試験のリビエール法

(38) ナイアシンテスト

(39) ＲＰＨＡ法によるα－フェトプロテイン（ＡＦＰ）

(40) リウマチ因子スクリーニング

(41) α1-酸性糖蛋白測定

(42) β-リポ蛋白

(43) モノアミンオキシダーゼ（MAO）

(44) ヴィダール反応

(45) ヒト絨毛性ゴナドトロピンβ（HCGβ）分画定性

(46) 凝集法及び免疫染色法による抗DNA抗体

(47) 全血凝固溶解時間測定

(48) 血清全プラスミン測定

5 第1節又は第3節に掲げる検査料の項に掲げられていない検査のうち簡単なものの費用は算定できないが、特殊なものの費用については、その都度当局に内議し、最も近似する検査として通知されたものの算定方法及び注（特に定めるものを除く。）を準用して、準用された検査に係る判断料と併せて算定する。

6 点数表において2つの項目を「及び」で結んで規定している検査については、特に定めるものを除き、当該両項目の検査を併せて行った場合にのみ算定する。

7 検査に当たって、麻酔を行った場合は、第2章第11部麻酔に規定する所定点数を別に算定する。ただし、麻酔手技料を別に算定できない麻酔を行った場合の薬剤料は、第5節薬剤料の規定に基づき算定できる。

8 同一検体について、定性検査、半定量検査及び定量検査のうち2項目以上を併せて行った場合又はスクリーニング検査とその他の検査とを一連として行った場合は、それぞれ主たる検査の所定点数のみ算定する。ただし、併せて行う検査の区分が異なる場合は、それぞれについて算定する。

9 「分画」と記されている検査について、同一検体の各分画に対して定量検査を行った場合は、所定点数を1回のみ算定する。

10 定性、半定量又は定量の明示がない検査については、定量検査を行った場合にのみ当該検査の所定点数を算定する。

11 測定方法又は検査方法が明示されていない検査については、測定又は検査の方法の如何にかかわらず、その検査料の項に掲げる所定点数を算定する。

12 同時又は一連として行った2以上の検査の結果から計算して求めた内容が、検査料に掲げられた項目に該当する場合であっても、当該内容についての点数は算定できない。

13 2回目以降について所定点数の100分の90に相当する点数により算定することとされている場合において「所定点数」とは、当該項目に掲げられている点数

及び当該注に掲げられている加算点数を合算した点数である。

14 同一項目について検査方法を変えて測定した場合には、測定回数にかかわらず、主たる測定方法の所定点数のみを算定する。

15 算定回数が複数月に１回又は年１回のみとされている検査を実施した場合は、診療報酬明細書の摘要欄に前回の実施日（初回の場合は初回である旨）を記載する。

16 第３部検査の部において用いられる検査法の略号については下記のとおりである。

ＰＨＡ：Passive hemagglutination 受身赤血球凝集反応

ＲＰＨＡ：Reversed passive hemagglutination 逆受身赤血球凝集反応

ＬＡ：Latex agglutination ラテックス凝集法

（ＬＰＩＡ：Latex photometric immuno assay）

ＰＣＩＡ：Particle counting immuno assay 微粒子計数免疫凝集測定法

ＰＡＭＩＡ：Particle mediated immuno assay 粒度分布解析ラテックス免疫測定法

ＩＡＨＡ：Immuno adherence hemagglutination 免疫粘着赤血球凝集反応

ＲＩＡ：Radio immuno assay 放射性免疫測定法

ＲＩＳＴ：Radio immuno sorbent test

ＲＡＳＴ：Radio allergo sorbent test ＲＡ：Radioassay ラジオアッセイ

ＲＲＡ：Radioreceptorassay ラジオレセプターアッセイ

ＣＰＢＡ：Competitive protein binding analysis 競合性蛋白結合分析法

ＥＩＡ：Enzyme immuno assay 酵素免疫測定法

（ＥＬＩＳＡ：Enzyme linked immuno sorbent assay）

ＦＡ：Fluorescent antibody method 蛍光抗体法

ＦＰＡ：Fluorescence polarization assay 蛍光偏光法

ＦＰＩＡ：Fluorescence polarization immuno assay 蛍光偏光免疫測定法

ＴＲ－ＦＩＡ：Time resolved fluoro immuno assay 時間分解蛍光免疫測定法

ＩＲＭＡ：Immuno radiometric assay 免疫放射定量法

ＳＲＩＤ：Single radial immuno diffusion method 一元拡散法

ＥＳ：Electrosyneresis method 向流電気泳動法

ＴＩＡ：Turbidimetric immuno assay 免疫比濁法

ＨＰＬＣ：High performance liquid chromatography 高性能液体クロマトグラフィー

ＧＬＣ：Gas-liquid chromatography 気液クロマトグラフィー

ＧＣ：Gas chromatography ガスクロマトグラフィー

ＣＬＩＡ：Chemiluminescent immuno assay 化学発光免疫測定法

ＣＬＥＩＡ：Chemiluminescent enzyme immuno assay 化学発光酵素免疫測定法

ＥＣＬＩＡ：Electrochemiluminescence immuno assay 電気化学発光免疫測定法

ＳＩＡ：Split immuno assay

ＰＣＲ：Polymerase chain reaction

ＰＣＲ－ｒＳＳＯ：Polymerase chain reaction-reverse sequence specific oligonuclotide

ＥＶ－ＦＩＡ：Evanescent wave fluoro immuno assay エバネセント波蛍光免疫測定法

ＦＩＡ：Fluoro immuno assay 蛍光免疫測定法

ＬＢＡ：Liquid-phase binding assay 液相結合法

ＦＩＳＨ：Fluorescence in situ hybridization

ＳＩＳＨ：silver in situ hybridization

ＬＡＭＰ：Loop-mediated isothermal amplification

ＴＭＡ：Transcription-mediated amplification

ＳＤＡ：Strand displacement amplification

ＳＳＣＰ：Single strand conformation polymorphism

ＲＦＬＰ：Restriction fragment length polymorphism

ＬＣＲ：Ligase chain reaction

ＨＤＲＡ：Histoculture drug response assay

ＣＤ－ＤＳＴ：Collagen gel droplet embedded culture drug sensitivity test
　　注
　　　　ＬＡ（測定機器を用いるもの）とは、抗原抗体反応によりラテックス粒子が
　　　形成する凝集塊を光学的な分析機器を用いて定量的に測定する方法をいう。
17 「定性」とは分析物の有無を判定するもの、「半定量」とは段階希釈などを用い
　　て得られる最高希釈倍率や一定濃度の標準品との対比によって得られる濃度段階
　　区分など、相対的な多寡を判定・分類するもの、「定量」とは分析物の量を標準
　　品との対比によって精密に測定するものをいう。
18 初診、再診又は在宅医療において、患者の診療を担う保険医の指示に基づき、当
　　該保険医の診療日以外の日に訪問看護ステーション等の看護師等が、当該患者に

対し検査のための検体採取等を実施した場合は、当該保険医療機関において、第1節第1款検体検査実施料を算定するとともに、検体採取に当たって必要な試験管等の材料を患者に対して支給すること。なお、この場合にあっては、当該検体採取が実施された日を診療報酬明細書の摘要欄に記載すること。

Q1-13 ●実務に役立つ・ポイント解説超入門 検体採取料

　検体とは身体から採取したり排泄されたものを言いますが、診療報酬制度では、検査料に分類されています。検体には、尿や便などのように患者自身が自己で採取できるものや手術に伴って採取するものなど多岐にわたります。

　採取された検体は、血液学・生化学・微生物・病理学等に基づき成分分析等により診断を行うことになります。診療報酬点数として算定が認められている診断穿刺・検体採取料は次のようなものがあります。

　血液採取（静脈・その他）、脳室穿刺、後頭下穿刺、腰椎穿刺、胸椎穿刺、頸椎穿刺、骨髄穿刺、骨髄生検、関節穿刺、上顎洞穿刺、扁桃周囲炎又は扁桃周囲膿瘍における試験穿刺、腎嚢胞又は水腎症穿刺、ダグラス窩穿刺、リンパ節等穿刺又は針生検、センチネルリンパ節生検、乳腺穿刺又は針生検、甲状腺穿刺又は針生検、経皮的針生検法、経皮的腎性検法、前立腺針生検法、内視鏡下生検法、超音波内視鏡下穿刺吸引生検法、経気管肺生検法、超音波気管支鏡下穿刺吸引生検法、経気管肺生検法、経気管支凍結生検法、臓器穿刺組織採取、組織試験採取切採法、子宮腟部等からの検体採取、その他の検体採取（胃液・十二指腸液採取、動脈血採取等）、眼内液（前房水・硝子体液）検査

　一般的な診療では、尿糞便、血液を用いて行われることが多くなりますので、診療報酬を算定する上では、このあたりの検体が関連する検査や検体採取料について十分に理解しておきましょう。なお、検体採取料には、6歳未満の患者に対しての加算や手術に伴って採取した検体採取料は算定することができない等、他の診療区分にまたがって理解してお

かなければならないものもありますので、併せて理解しておきましょう。下記は、手術に関連した記述と検体採取の通則になりますので参照しておいてください。

通則

1 手術に当たって診断穿刺又は検体採取を行った場合は算定しない。

2 処置の部と共通の項目は、同一日に算定できない。

通知

1 各部位の穿刺・針生検においては、同一部位において2か所以上行った場合にも、所定点数のみの算定とする。

2 診断穿刺・検体採取後の創傷処置については、区分番号「J000」創傷処置における手術後の患者に対するものとして翌日より算定できる。3 同一日に実施された下記に掲げる穿刺と同一の処置としての穿刺については、いずれか一方のみ算定する。

（1）脳室穿刺

（2）後頭下穿刺

（3）腰椎穿刺、胸椎穿刺又は頸椎穿刺

（4）骨髄穿刺

（5）関節穿刺

（6）上顎洞穿刺並びに扁桃周囲炎又は扁桃周囲膿瘍における試験穿刺

（7）腎嚢胞又は水腎症穿刺

（8）ダグラス窩穿刺

（9）リンパ節等穿刺

（10）乳腺穿刺

（11）甲状腺穿刺4 区分番号「D409」リンパ節等穿刺又は針生検から区分番号「D413」前立腺針生検法までに掲げるものをCT透視下に行った場合は、区分番号「E200」コンピューター断層撮影（CT撮影）の所定点数を別途算定する。ただし、第2章第4部第3節コンピューター断層撮影診断料の「通則2」に規定する場合にあっては、「通則2」に掲げる点数を算定する。

手術料の通則

1 手術の費用は、第1節若しくは第2節の各区分に掲げる所定点数のみにより、又

は第１節に掲げる所定点数及び第２節の各区分に掲げる所定点数を合算した点数により算定する。この場合において、手術に伴って行った処置（区分番号Ｊ１２２からＪ１２９－４までに掲げるものを除く。）及び診断穿刺・検体採取並びに手術に当たって通常使用される保険医療材料の費用せんは、第１節の各区分の所定点数に含まれるものとする。

Q1-14 ●実務に役立つ・ポイント解説超入門 検査判断料

　検体検査や生体検査を実施した際には、検査実施料以外に判断料や採取料、薬剤料などを算定することになります。

　この判断料ですが、基本的には検体検査の場合は何かしらの判断料を算定することになりますが、原則的に外来診療と入院診療を含めて月に１回の算定となります。検体検査で設定されている判断料は次のようなものになります。

　尿・糞便等検査判断料、遺伝子関連・染色体検査判断料、血液学的検査判断料、生化学的検査（Ⅰ）判断料、生化学的検査（Ⅱ）判断料、免疫学的検査判断料、微生物学的検査判断料

　また、基本的には全ての検体検査を実施した際に判断料が月１回算定できますが、尿検査の尿中一般物質定性半定量検査のみを実施した場合は尿・糞便等検査判断料を算定することができません。なお、基本的検体検査判断料を算定している場合は、上記の判断料は全て算定ができないので注意しましょう。下記は基本的検体検査判断料に関する記述です。

注

1 特定機能病院である保険医療機関において、尿・糞便等検査、血液学的検査、生化学的検査（Ⅰ）、免疫学的検査又は微生物学的検査の各項に掲げる検体検査を入院中の患者に対して行った場合に、当該検体検査の種類又は回数にかかわらず月１回に限り算定できるものとする。

2 区分番号Ｄ０２６に掲げる検体検査判断料の注４本文及び注５に規定する施設基準に適合しているものとして届出を行った保険医療機関（特定機能病院に限る。）

において、検体検査を行った場合には、当該基準に係る区分に従い、患者１人につき月１回に限り、同注に掲げる点数を所定点数に加算する。ただし、同注に掲げる点数のうちいずれかの点数を算定した場合には、同一月において同注に掲げる他の点数は、算定しない。

通知

（１）基本的検体検査判断料は、特定機能病院である保険医療機関の入院医療において通常行われる基本的な検査について、請求の簡素化の観点から、月１回の包括的な判断料を設定したものである。

（２）基本的検体検査実施料に含まれない検査を行った場合は、当該検査が基本的検体検査判断料の対象に含まれないものであるときは、当該検査に係る検体検査判断料も併せて別途算定できる。

（３）療養病棟、結核病棟若しくは精神病棟に入院している患者及び第１章第２部第２節に規定するＨＩＶ感染者療養環境特別加算、二類感染症患者療養環境特別加算若しくは重症者等療養環境特別加算を算定している患者については、基本的検体検査判断料は、別に算定しない。

（４）１月を通じて、基本的検体検査実施料に包括されている検査項目のいずれも行われなかった場合は、当該月は本判断料は算定できない。

（５）特定機能病院において、（３）に掲げる場合以外で基本的検体検査判断料を算定すべき場合は、尿・糞便等検査判断料、遺伝子関連・染色体検査判断料、血液学的検査判断料、生化学的検査（Ｉ）判断料、免疫学的検査判断料及び微生物学的検査判断料を算定することはできず、本判断料を算定するものとする。

　次に生体検査に関する判断料ですが、生体検査では検体検査とは異なり、全ての生体検査に対して判断料を算定することはできません。生体検査で判断料が算定できるのは次に該当する検査です。

　肺気量分画やフローボリュームカーブ等の呼吸循環機能検査で算定する呼吸機能検査等判断料、脳波検査等に該当する脳波検査判断料、筋電図などが該当する神経・筋検査の神経・筋検査判断料、シンチグラムなどが該当するラジオアイソトープを用いた諸検査のラジオアイソトープ検査判断料になります。

　特に呼吸機能検査等判断料や脳波検査判断料は算定頻度も高くなりますので十分に理解しておきましょう。なお、生体検査の判断料について

も検体検査と同様に外来・入院と合わせて月に1回しか算定できません。

　下記は生体検査の通則になりますが、年齢加算についての記述になります。判断料についても関連する項目が出ていますので、参照しておきましょう。

通則

1　新生児又は3歳未満の乳幼児（新生児を除く。）に対して本節に掲げる検査（次に掲げるものを除く。）を行った場合は、新生児加算又は乳幼児加算として、各区分に掲げる所定点数にそれぞれ所定点数の100分の100又は100分の70に相当する点数を加算する。

イ　呼吸機能検査等判断料

ロ　心臓カテーテル法による諸検査

ハ　心電図検査の注に掲げるもの

ニ　負荷心電図検査の注1に掲げるもの

ホ　呼吸心拍監視、新生児心拍・呼吸監視、カルジオスコープ（ハートスコープ）、カルジオタコスコープ

ヘ　経皮的血液ガス分圧測定、血液ガス連続測定

ト　経皮的酸素ガス分圧測定

チ　深部体温計による深部体温測定

リ　前額部、胸部、手掌部又は足底部体表面体温測定による末梢循環不全状態観察

ヌ　脳波検査の注2に掲げるもの

ル　脳波検査判断料

ヲ　神経・筋検査判断料

ワ　ラジオアイソトープ検査判断料

カ　内視鏡検査の通則第3号に掲げるもの

ヨ　超音波内視鏡検査を実施した場合の加算

タ　肺臓カテーテル法、肝臓カテーテル法、膵臓カテーテル法

2　3歳以上6歳未満の幼児に対して区分番号D200からD242までに掲げる検査（次に掲げるものを除く。）、区分番号D306に掲げる食道ファイバースコピー、区分番号D308に掲げる胃・十二指腸ファイバースコピー、区分番号D310に掲げる小腸内視鏡検査、区分番号D312に掲げる直腸ファイバースコピー、区分番号D313に掲げる大腸内視鏡検査、区分番号D317に掲げる膀

胱尿道ファイバースコピー又は区分番号Ｄ３２５に掲げる肺臓カテーテル法、肝臓カテーテル法、膵臓カテーテル法を行った場合は、幼児加算として、各区分に掲げる所定点数に所定点数の100分の40に相当する点数を加算する。

イ 呼吸機能検査等判断料

ロ 心臓カテーテル法による諸検査

ハ 心電図検査の注に掲げるもの

ニ 負荷心電図検査の注１に掲げるもの

ホ 呼吸心拍監視、新生児心拍・呼吸監視、カルジオスコープ（ハートスコープ）、カルジオタコスコープ

ヘ 経皮的血液ガス分圧測定、血液ガス連続測定

ト 経皮的酸素ガス分圧測定

チ 深部体温計による深部体温測定

リ 前額部、胸部、手掌部又は足底部体表面体温測定による末梢循環不全状態観察

ヌ 脳波検査の注２に掲げるもの

ル 脳波検査判断料

ヲ 神経・筋検査判断料

通知

1 同一月内において、同一患者に対して、入院及び外来の両方又は入院中に複数の診療科において生体検査が実施された場合であっても、同一の生体検査判断料は、月１回を限度として算定する。

2 ２回目以降について所定点数の100分の90に相当する点数により算定することとされている場合において「所定点数」とは、当該項目に掲げられている点数及び当該注に掲げられている加算点数を合算した点数である。

3 同一月内に２回以上実施した場合、所定点数の100分の90に相当する点数により算定することとされている生体検査は、外来及び入院にまたがって行われた場合においても、これらを通算して２回目以降は100分の90で算定する。

4 ２回目以降100分の90に相当する点数により算定することとされている場合に、新生児加算、乳幼児加算若しくは幼児加算を行う場合又は内視鏡検査の通則５に掲げる休日加算、時間外加算若しくは深夜加算を行う場合は、所定点数にそれぞれの割合を乗じた上で、端数が生じた場合には、これを四捨五入した点数により算定する。

Q1-15 手術料の分類

　手術とは外科的治療の一つであり、身体に侵襲を加えるものを指しています。目的としては、切除や形成、移植などがあります。この侵襲行為については医師法でも規定されています。診療報酬上の手術は11に分類されていますが、それ以外にも臓器提供管理料、輸血料、手術医療機器等加算、薬剤料、特定保険医療材料料も同様の区分に該当します。手術の11分類は次のようになります。

●皮膚・皮下組織
・皮膚、皮下組織
・形成

●筋骨格系・四肢・体幹
・筋膜、筋、腱、腱鞘
・四肢骨
・四肢関節、靱帯
・四肢切断、離断、再接合
・手、足
・脊柱、骨盤

●神経系・頭蓋
・頭蓋、脳
・脊髄、末梢神経、交感神経

●眼
・涙道
・眼瞼
・結膜
・眼窩、涙腺
・眼球、眼筋

・角膜、強膜
・ぶどう膜
・眼房、網膜
・水晶体、硝子体

●耳鼻咽喉
・外耳
・中耳
・内耳
・鼻
・副鼻腔
・咽頭、扁桃
・喉頭、気管

●顔面・口腔・頸部
・歯、歯肉、歯槽部、口蓋
・口腔前庭、口腔底、頬粘膜、舌
・顔面
・顔面骨、顎関節
・唾液腺
・甲状腺、副甲状腺（上皮小体）
・その他の頸部

●胸部
・乳腺
・胸壁
・胸腔、胸膜
・縦隔
・気管支、肺
・食道
・横隔膜

●心・脈管
・心、心膜、肺動静脈、冠血管等
・動脈
・静脈
・リンパ管、リンパ節

●腹部
・腹壁、ヘルニア
・腹膜、後腹膜、腸間膜、網膜
・胃、十二指腸
・胆嚢、胆道
・肝
・膵
・脾
・空腸、回腸、盲腸、虫垂、結腸
・直腸
・肛門、その周辺

●尿路系・副腎
・副腎
・腎、腎盂
・尿管
・膀胱
・尿道

●性器
・陰茎
・陰嚢、精巣、精巣上体、精管、精索
・精嚢、前立腺
・外陰、会陰
・腟
・子宮

・子宮附属器
・産科手術
・その他

　上記のように分類されています。また手術には年齢や感染症患者、緊急手術等に対して加算が認められています。なお、この加算も含めて多くの手術は施設基準をクリアしている医療機関でしか算定することが認められていないので注意が必要です。一般的な医療事務のテキストでは、触れられることが少ないと思われる臓器提供管理料について掲載しておきますので、参考にしてください。

【臓器提供管理料（診療報酬点数表から抜粋)】
注
　臓器提供者の脳死後に、臓器提供者の身体に対して行われる処置の費用は、所定点数に含まれる。
通知
（1）脳死臓器提供管理料の所定点数は、臓器の移植に関する法律第6条第2項に規定する脳死した者の身体から臓器の移植が行われた場合に、移植を行った保険医療機関において算定する。
（2）脳死臓器提供管理料の所定点数には、臓器の移植に関する法律第6条に規定する脳死判定並びに判定後の脳死した者の身体への処置、検査、医学的管理、看護、院内のコーディネート、薬剤及び材料の使用、採取対象臓器の評価及び脳死した者の身体から臓器を採取する際の術中全身管理に係る費用等が含まれる。
（3）脳死臓器提供管理料は、区分番号「Ｋ５１４－４」同種死体肺移植術、区分番号「Ｋ６０５－２」同種心移植術、区分番号「Ｋ６０５－４」同種心肺移植術、区分番号「Ｋ６９７－７」同種死体肝移植術、区分番号「Ｋ７０９－３」同種死体膵移植術、区分番号「Ｋ７０９－５」同種死体膵腎移植術、「Ｋ７０９－６」同種死体膵島移植術、区分番号「Ｋ７１６－６」同種死体小腸移植術又は区分番号「Ｋ７８０」同種死体腎移植術が算定できる場合に限り、算定する。
（4）診療報酬の請求は臓器の移植を行った保険医療機関で行い、脳死臓器提供管理を行った医療機関との診療報酬の分配は、相互の合議に委ねる。
（5）脳死臓器提供管理料について、「通則10」、「通則11」及び「通則12」の加算

は適用できない。

Q1-16 ●実務に役立つ・ポイント解説超入門 麻酔料

　麻酔とは疼痛の緩和や感覚の麻痺を目的に薬剤を使用する行為です。主に手術時に行われることが多くなりますが、手術時にも非観血的手術時などには麻酔を伴わない場合もあります。また、手術目的以外にも疼痛の緩和を目的として行われるブロック注射も麻酔に該当します。代表的なものとしては、腰椎椎間板ヘルニアなどの疾患に対して腰部硬膜外ブロックなどが行われます。麻酔方法としては、局所に対し行う局所麻酔（表面麻酔、浸潤麻酔、伝達麻酔）、迷もう麻酔、静脈麻酔、硬膜外麻酔、脊椎麻酔、閉鎖循環式全身麻酔などが代表的なものとして挙げられます。

　診療報酬的には局所麻酔の手技料は算定することができませんが、その他の麻酔方法については手技料と薬剤料が算定できます。なお、手術と同様に年齢や麻酔を実施した時間によって加算が認められています。以下は各麻酔方法の解説になります。

・迷もう麻酔……迷もう麻酔とは、吸入麻酔であって、実施時間が10分未満のもの。

・静脈麻酔……静脈麻酔とは、静脈注射用麻酔剤を用いた全身麻酔であり、意識消失を伴うものをいう。

・脊椎麻酔……くも膜下腔に局所麻酔剤を注入して、脊髄の前根と後根とを遮断ブロックする方法（知覚、運動及び自律神経の麻痺）で、腰椎麻酔ともいう。

・全身麻酔……マスク又は気管内挿管による閉鎖循環式全身麻酔が正式名称。ガスの吸入や注射などの方法により中枢神経に薬物を作用させる方法で行われる麻酔。多くの手術に対応できる麻酔である。

・麻酔が困難な患者……全身麻酔の算定において、麻酔が困難な患者とその他の患者で点数が各々設定されています。麻酔が困難な患者とは次のようなものを言います。これは麻酔前の状態で評価します。

ア　心不全（NYHA Ⅲ度以上のものに限る。）の患者

イ 狭心症（CCS 分類Ⅲ度以上のものに限る。）の患者

ウ 心筋梗塞（発症後3月以内のものに限る。）の患者

エ 大動脈閉鎖不全、僧帽弁閉鎖不全又は三尖弁閉鎖不全（いずれも中等度以上のものに限る。）の患者

オ 大動脈弁狭窄（経大動脈弁血流速度 4m/ 秒以上、大動脈弁平均圧較差 40mmHg 以上又は大動脈弁口面積 1 ㎠以下のものに限る。）又は僧帽弁狭窄（僧帽弁口面積 1.5 ㎠以下のものに限る。）の患者

カ 植込型ペースメーカー又は植込型除細動器を使用している患者

キ 先天性心疾患（心臓カテーテル検査により平均肺動脈圧 25mmHg 以上であるもの又は、心臓超音波検査によりそれに相当する肺高血圧が診断されているものに限る。）の患者

ク 肺動脈性肺高血圧症（心臓カテーテル検査により平均肺動脈圧 25mmHg 以上であるもの又は、心臓超音波検査によりそれに相当する肺高血圧が診断されているものに限る。）の患者

ケ 呼吸不全（動脈血酸素分圧 60mmHg 未満又は動脈血酸素分圧・吸入気酸素分画比 300 未満のものに限る。）の患者

コ 換気障害（1秒率 70％未満かつ肺活量比 70％未満のものに限る。）の患者

サ 気管支喘息（治療が行われているにもかかわらず、中発作以上の発作を繰り返すものに限る。）の患者

シ 糖尿病（HbA1c が JDS 値で 8.0％以上（NGSP 値で 8.4％以上）、空腹時血糖 160mg/dL 以上又は食後2時間血糖 220mg/dL 以上のものに限る。）の患者

ス 腎不全（血清クレアチニン値 4.0mg/dL 以上のものに限る。）の患者

セ 肝不全（Child-Pugh 分類 B 以上のものに限る。）の患者

ソ 貧血（Hb6.0g/dL 未満のものに限る。）の患者

タ 血液凝固能低下（PT-INR2.0 以上のものに限る。）の患者

チ DIC の患者

ツ 血小板減少（血小板5万 /uL 未満のものに限る。）の患者

テ 敗血症（SIRS を伴うものに限る。）の患者

ト ショック状態（収縮期血圧 90mmHg 未満のものに限る。）の患者

ナ 完全脊髄損傷（第5胸椎より高位のものに限る。）の患者

ニ 心肺補助を行っている患者

ヌ 人工呼吸を行っている患者

ネ 透析を行っている患者

ノ 大動脈内バルーンパンピングを行っている患者

ハ BMI35 以上の患者

Q1-17 輸血

●実務に役立つ・ポイント解説超入門

　日本赤十字社によると、輸血の目的として「血液中の赤血球などの細胞成分や凝固因子などの蛋白質成分が減少した時や機能が低下した時に、その成分を補充し臨床症状の改善を図ることにあります。」とされています。また、輸血は、血液成分を体内に入れる臓器移植の一つであり、一定のリスクを伴うことから輸血療法の性質や考え方を理解した上で危険性と効果を勘案し、安全かつ適正な輸血を行う必要があるとのことです。

　輸血は、同種血輸血と自己血輸血に分類されます。献血などで集められた血液を輸血する場合は、保存血液輸血と呼ばれます。それに対し自己の血液を貯血し輸血する場合などを自己血輸血と呼びます。院内での管理が徹底されていれば、自己血を用いた輸血の場合、感染症等のリスクが軽減されることから、安全な輸血が行われることになり、今後ますます増加していくことが予想されます。

【参考資料（診療報酬点数表より抜粋）】

●患者への説明

ア 「注1」に規定する説明とは、別紙様式 26 を参考として、文書により輸血の必要性、副作用、輸血方法及びその他の留意点等について、輸血を行う際に患者本人に対して行うことを原則とするが、医師の説明に対して理解ができないと認められる患者（例えば小児、意識障害者等）については、その家族等に対して説明を行うことが必要である。

イ アの説明は、当該患者に対する一連の輸血につき1回行うものとする。なお、この場合、「一連」とは、概ね1週間とする。ただし、再生不良性貧血、白血病等の患者の治療において、輸血の反復の必要性が明らかである場合はこの限りでな

い。

ウ 説明に用いた文書については、患者（医師の説明に対して理解が困難と認められ
る小児又は意識障害者等にあっては、その家族等）から署名又は押印を得た上で、
当該患者に交付するとともに、その文書の写しを診療録に添付することとする。

エ 緊急その他事前に説明を行うことが著しく困難な場合は、事後の説明でも差し支
えないものとする。

●輸血量の算定単位

（1）自家採血輸血、保存血液輸血、自己血輸血及び希釈式自己血輸血の算定に当
たっては、200mL を単位とし、200mL 又はその端数を増すごとに所定点数を算定
する。ただし、6歳未満の患者に対して自己血輸血を行った場合は、体重1kgにつ
き4mL を単位とし、当該単位又はその端数を増すごとに所定点数を算定する。

（2）自家採血輸血及び保存血液輸血における1回目とは、一連の輸血における最
初の 200mL の輸血をいい、2回目とはそれ以外の輸血をいう。

（3）輸血と補液を同時に行った場合は、輸血の量と、補液の量は別々のものとし
て算定する。

（4）自家採血輸血を算定する単位としての血液量は、採血を行った量ではなく、
実際に輸血を行った1日当たりの量である。

（5）自家製造した血液成分製剤を用いた注射の手技料は、原材料として用いた血
液の量に従い、「1」により算定する。ただし、この場合の血液の量は 3,000mL を
限度とすること。この場合、患者に用いるリンゲル液、糖液等については、区分番
号「G100」薬剤により算定するが、自家製造に要する費用及び製造の過程で用
いる薬剤については算定できない。

（6）同種造血幹細胞移植後の慢性骨髄性白血病の再発、骨髄異形成症候群の再発
及びEBウイルス感染によるB細胞性リンパ球増殖性疾患に対し、造血幹細胞提供
者のリンパ球を採取・輸注した場合は、「1」により算定する。またこの際、自家
製造したリンパ球を使用した場合には、（5）の規定に基づき、原材料として用い
た血液の量に従い算定する。

●自己血貯血と自己血輸血

（9）自己血貯血は、当該保険医療機関において手術又はヒト骨髄由来間葉系幹細
胞の投与を予定している患者から採血を行い、当該血液を保存した場合に算定する。

また、ヒト骨髄由来間葉系幹細胞の投与を予定している患者に関しては、「3」自己血貯血の「イ」6歳以上の患者の場合（200mLごとに）の「（1）」の液状保存の場合により算定する。

（10）自己血輸血は、当該保険医療機関において手術を行う際に予め貯血しておいた自己血（自己血貯血）を輸血した場合において、手術時及び手術後3日以内に輸血を行ったときに算定できる。

（11）自己血輸血を算定する単位としての血液量は、採血を行った量ではなく、手術開始後に実際に輸血を行った1日当たりの量である。なお、使用しなかった自己血については、算定できない。

Q1-18 処置の分類
●実務に役立つ・ポイント解説超入門

　処置とは病気や怪我の手当や治療のことを言いますが、診療報酬で算定される処置は多岐にわたっています。主に麻酔を伴わない傷の手当を指すことが多いと思いますが、診療科として外科や整形外科だけではなく、眼科、皮膚科、耳鼻科、産婦人科、泌尿器科など多くの診療科によって行われる治療になります。

　診療報酬上、処置料として算定する行為は次のように分類されています。

・一般処置…………創傷処置、熱傷処置、絆創膏固定術、甲状腺穿刺、摘便、酸素吸入など
・救急処置…………救命のための気管内挿管、人工呼吸、非開胸的心マッサージ等
・皮膚科処置………皮膚科軟膏処置、皮膚科光線療法、皮膚レーザー照射療法等
・泌尿器科処置……膀胱穿刺、腎盂洗浄、冷却痔処置、前立腺液圧出法等
・産婦人科処置……腟洗浄、子宮腔洗浄、人工羊水注入法等
・眼科処置…………眼処置、義眼処置、睫毛抜去、涙嚢ブジー法等

・耳鼻咽喉科処置…耳処置、鼓室処置、鼻処置、口腔・咽頭処置、ネブ
　ライザー等
・整形外科的処置…関節穿刺、矯正固定、歩行運動処置、消炎鎮痛等処
　置等
・栄養処置…………鼻腔栄養、滋養浣腸
・ギプス……………四肢ギプス包帯、体幹ギプス包帯、治療用装具採寸
　法等

　処置の分類と主要項目は上記のようになっています。処置料には、処
置医療機器等加算と言い腰部、胸部又は頸部固定帯を用いた場合の加算
や、酸素吸入で酸素を使用した際に算定する酸素加算があります。
　また、多くの処置は、手術当日に手術に関連して行われた処置の費用
は算定することができないとされています。ただし、ギプス包帯は手術
と同日に実施されていても算定することが認められています。以下に処
置の通則を記載しておきますので参照してください。

通則
1　処置の費用は、第1節の各区分の所定点数により算定する。この場合において、処置に
　当たって通常使用される保険医療材料の費用は、第1節の各区分の所定点数に含まれる
　ものとする。
2　処置に当たって、第2節に掲げる医療機器等、薬剤又は別に厚生労働大臣が定める保険
　医療材料（以下この部において「特定保険医療材料」という。）を使用した場合は、前号
　により算定した点数及び第2節、第3節又は第4節の各区分の所定点数を合算した点数
　により算定する。
3　第1節に掲げられていない処置であって簡単なものの費用は、薬剤又は特定保険医療材
　料を使用したときに限り、第3節又は第4節の各区分の所定点数のみにより算定する。
4　第1節に掲げられていない処置であって特殊なものの費用は、同節に掲げられている処
　置のうちで最も近似する処置の各区分の所定点数により算定する。
5　緊急のために休日に処置を行った場合又はその開始時間が保険医療機関の表示する診療
　時間以外の時間若しくは深夜である処置を行った場合において、当該処置の費用は、次
　に掲げる点数を、それぞれ所定点数に加算した点数により算定する。
　イ　処置の所定点数が1,000点以上の場合であって、別に厚生労働大臣が定める施設基準

に適合しているものとして地方厚生局長等に届け出た保険医療機関において行われる場合

（1）休日加算1　所定点数の100分の160に相当する点数

（2）時間外加算1（入院中の患者以外の患者に対して行われる場合に限る。）　所定点数の100分の80に相当する点数

（3）深夜加算1　所定点数の100分の160に相当する点数

（4）（1）から（3）までにかかわらず、区分番号Ａ０００に掲げる初診料の注7のただし書に規定する保険医療機関において、入院中の患者以外の患者に対して、その開始時間が同注のただし書に規定する時間である処置を行った場合　所定点数の100分の80に相当する点数

ロ　処置の所定点数が150点以上の場合であって、入院中の患者以外の患者に対して行われる場合（イに該当する場合を除く。）

（1）休日加算2　所定点数の100分の80に相当する点数

（2）時間外加算2　所定点数の100分の40に相当する点数

（3）深夜加算2　所定点数の100分の80に相当する点数

（4）（1）から（3）までにかかわらず、区分番号Ａ０００に掲げる初診料の注7のただし書に規定する保険医療機関において、その開始時間が同注のただし書に規定する時間である処置を行った場合　所定点数の100分の40に相当する点数

6　対称器官に係る処置の各区分の所定点数は、特に規定する場合を除き、両側の器官の処置料に係る点数とする。（一般処置）

通知

1　処置の費用は、第1節処置料及び第2節処置医療機器等加算、第3節薬剤料又は第4節特定保険医療材料料に掲げる所定点数を合算した点数によって算定する。この場合において、処置に当たって通常使用される包帯（頭部・頸部・躯幹等固定用伸縮性包帯を含む。）、ガーゼ等衛生材料、患者の衣類及び保険医療材料の費用は、所定点数に含まれており、別に算定できない。

なお、処置に用いる衛生材料を患者に持参させ、又は処方箋により投与するなど患者の自己負担とすることは認められない。

2　特に規定する場合を除き、患者に対して特定保険医療材料又は薬剤を支給したときは、これに要する費用として、特定保険医療材料については「特定保険医療材料及びその材料価格（材料価格基準）」の定めるところにより、薬剤については「使用薬剤の薬価（薬価基準)」の定めるところにより算定する。なお、この場合、薬剤費の算定の単位は1回

に使用した総量の価格であり、患者に対して施用した場合に限り、特に規定する場合を除き算定できるものであるが、投薬の部に掲げる処方料、調剤料、処方箋料及び調剤技術基本料並びに注射の部に掲げる注射料は、別に算定できない。

3　浣腸、注腸、吸入、100平方センチメートル未満の第1度熱傷の熱傷処置、100平方センチメートル未満の皮膚科軟膏処置、洗眼、点眼、点耳、簡単な耳垢栓除去、鼻洗浄、狭い範囲の湿布処置その他第1節処置料に掲げられていない処置であって簡単なもの（簡単な物理療法を含む。）の費用は、基本診療料に含まれるものとし、別に算定することはできない。

なお、処置に対する費用が別に算定できない場合（処置後の薬剤病巣撒布を含む。）であっても、処置に際して薬剤を使用した場合には、第3節薬剤料に定めるところにより薬剤料を算定することはできる。

4　通則5の入院中の患者以外の患者に対する処置の休日加算1、時間外加算1又は深夜加算1（以下「時間外等加算1」という。）は、次のア又はイの場合であって、所定点数が1,000点以上の緊急処置の場合についてのみ算定できる。

ア　区分番号「A000」の注7、区分番号「A001」の注5、区分番号「A002」の注8に規定する加算を算定する初診又は再診に引き続き行われた場合。ただし、区分番号「A000」の注9又は区分番号「A001」の注7に規定する夜間・早朝等加算を算定する初診若しくは再診に引き続き行われた場合は対象とならない。なお、当該処置の開始時間が入院手続の後であっても、当該加算は算定できる。

イ　初診又は再診に引き続いて、緊急処置に必要不可欠な検査等を行った後、速やかに緊急処置（休日に行うもの又はその開始時間が診療時間以外の時間若しくは深夜であるものに限る。）を開始した場合であって、当該初診又は再診から処置の開始時間までの間が8時間以内である場合（当該処置の開始時間が入院手続きの後の場合を含む。）

5　通則5の休日加算2、時間外加算2又は深夜加算2（以下「時間外加算等2」という。）は、区分番号「A000」の注7、区分番号「A001」の注5、区分番号「A002」の注8に規定する加算を算定する初診又は再診に引き続き行われた所定点数が150点以上の緊急処置の場合についてのみ算定できるものであり、区分番号「A000」の注9又は区分番号「A001」の注7に規定する夜間・早朝等加算を算定する初診若しくは再診に引き続き行われた場合又は入院中の患者に対して行われた場合については対象とならない。なお、当該処置の開始時間が入院手続の後であっても当該加算は算定できる。

6　通則5の入院中の患者に対する処置の休日加算1又は深夜加算1は、病状の急変により、休日に緊急処置を行った場合又は開始時間が深夜である緊急処置を行った場合であって、

所定点数が 1,000 点以上の緊急処置を行った場合に算定できる。

7 通則 5 の時間外等加算 1 は、当該加算を算定するものとして、地方厚生（支）局長に届出を行っている診療科において処置を実施した場合に限り算定できる。

8 処置の開始時間とは、患者に対し直接施療した時とする。なお、処置料において「1 日につき」とあるものは午前 0 時より午後 12 時までのことであり、午前 0 時前に処置を開始し、午前 0 時以降に処置が終了した場合には、処置を行った初日のみ時間外加算等を算定し、午前 0 時以降の 2 日目については算定できない。

9 処置が保険医療機関又は保険医の都合により時間外となった場合は、時間外加算等は算定できない。

10 時間外加算等に係る「所定点数」とは、第 1 節処置料に掲げられた点数及び各注による加算（プラスチックギプス加算及びギプスに係る乳幼児加算を含む。）を合計した点数であり、第 2 節、第 3 節及び第 4 節における費用は含まない。

11 4 から 10 までに規定する他、時間外加算等の取扱いについては、初診料における場合と同様である。

12「通則 6」における「特に規定する場合」とは、処置名の末尾に「片側」、「1 肢につき」等と記入したものをいう。両眼に異なる疾患を有し、それぞれ異なった処置を行った場合は、その部分についてそれぞれ別に算定できる。

13 第 1 節に掲げられていない特殊なものの費用は、その都度当局に内議し、最も近似する処置として準用が通知された算定方法により算定する。

14 血腫、膿瘍その他における穿刺は、新生児頭血腫又はこれに準ずる程度のものに対して行う場合は、区分番号「J059-2」血腫、膿瘍穿刺により算定できるが、小範囲のものや試験穿刺については、算定できない。

Q1-19 ●実務に役立つ・ポイント解説超入門
医療機器加算

　医療機器は、薬機法（正式名称：医薬品、医療機器等の品質、有効性及び安全性の確保等に関する法律）で定められた人間等に対して、診断や治療等に用いられるか身体の構造等に影響を及ぼす医療機器のことを言います。このような医療機器は様々なものがあり、体温計などの身近な物から MRI 等の高額な機器までが該当します。また、保存療法で使

用する低周波治療器や心臓ペースメーカーなども人体に影響を与えるものとして医療機器に該当します。診療報酬点数表では、処置医療機器等加算と手術医療機器等加算が定められています。まず処置等医療機器加算としては、腰部・胸部又は頸部固定帯加算と酸素加算が設定されています。腰部・胸部又は頸部固定帯加算は次のように定められています。

通知
（1）本加算は、それぞれの固定帯を給付する都度算定する。なお、「固定帯」とは、従来、頭部・頸部・躯幹等固定用伸縮性包帯として扱われてきたもののうち、簡易なコルセット状のものをいう。
（2）胸部固定帯については、肋骨骨折に対し非観血的整復術を行った後に使用した場合は、手術の所定点数に含まれており別途算定できない。

　上記が腰部・胸部又は頸部固定帯加算の通知となりますが、上記を見てもわかる通り、簡易なコルセットを提供した場合に加算できることとなっています。特に腰部では、腰痛などの際に消炎鎮痛等処置などが行われ、併せてコルセットなどが提供される場合がありますので、算定漏れのないように注意しましょう。次に酸素加算を見ておきましょう。

注
1　区分番号Ｊ０２４からＪ０２８まで及びＪ０４５に掲げる処置に当たって酸素を使用した場合は、その価格を10円で除して得た点数（窒素を使用した場合は、その価格を10円で除して得た点数を合算した点数）を加算する。
2　酸素及び窒素の価格は、別に厚生労働大臣が定める。

　以上が酸素加算の注になりますが、酸素については処置以外の診療行為でも使用することがありますが、単価は全て厚生労働大臣が定めた単価となっています。次に手術医療機器加算について確認しておきましょう。手術医療機器加算は、次の項目が設定されています。

　脊髄誘発電位測定等加算、超音波凝固切開装置等加算、創外固定器加

算、イオントフォレーゼ加算、副鼻腔手術用内視鏡加算、副鼻腔手術用骨軟部組織切除機器加算、止血用加熱凝固切開装置加算、自動縫合器加算、自動吻合器加算、微小血管自動縫合器加算、心拍動下冠動脈・大動脈バイパス移植術用機器加算、術中グラフト血流測定加算、体外衝撃波消耗性電極加算、画像等手術支援加算、術中血管等描出撮影加算、人工肛門・人口膀胱造設術前処置加算、胃瘻造設時嚥下機能評価加算、凍結保存同種組織加算、レーザー機器加算、超音波切除機器加算

　以上が手術医療機器等加算として設定されている項目になります。代表的なものとしては、イオントフォレーゼ加算がありますが、中耳に関する手術に合わせて算定することになります。その他では、自動吻合器や自動縫合器があります。自動縫合器は低侵襲手術を目的として使用される医療機器でホッチキスのような機器となります。吻合とは端と端をつなぐという意味になりますが、縫合を手で行うのではなく吻合器が行うことになります。

　診療報酬としてはこのような機器が加算の対象として定められていますので、勤務する医療機関で使用している機器が該当するかどうかの確認を行いましょう。

Q1-20 ●実務に役立つ・ポイント解説超入門
診療報酬の加算

　診療報酬点数には多くの加算が設定されています。加算とは、状況に応じて所定点数に点数を加えることを言いますが、各診療区分に設定されています。

　加算にも各区分の通則で定められているものと、各算定項目に定められているものがありますので、分類して理解しておく必要があります。まず最もよく算定されている加算は、年齢と診療を受けた時間になります。それ以外には、感染症を有する患者への手術時や、医療機器換算等として認められているものを使用した際の医療機器等加算、厚生労働省の定める施設基準を満たし、届出によって算定できる加算等多くの項目

が設定されています。では代表的な診療区分の加算を見ていきましょう。

●基本診療料
・初診料
　乳幼児加算（6歳未満）、時間外加算等（時間外・休日・深夜）、夜間・早朝等加算、機能強化加算
・再診料
　乳幼児加算（6歳未満）、時間外等加算（時間外・休日・深夜）、夜間・早朝等加算、外来管理加算、時間外対応加算（診療所のみ）、明細書発行体制等加算（診療所のみ）、地域包括診療加算（診療所のみ）、認知症地域包括診療加算（診療所のみ）、薬剤適正使用連携加算
・外来診療料
　乳幼児加算（6歳未満）、時間外加算等（時間外・休日・深夜）

　以上が基本診療料に対する加算になります。注意する点としては、乳幼児加算が6歳未満となっている点です。
　他の診療区分では、乳幼児加算がある場合は3歳未満を対象にしていることが多いので、対象年齢の間違いに注意しましょう。
　入院料に関する加算は多岐にわたりますが、入院料（パート1の29参照）の項で解説していますので、そちらを参照してください。

【処置】
◎通則の加算
・時間外・休日・深夜加算
　処置の所定点数によって時間外等の加算が認められています。比較的点数の高い処置について加算が可能となっています。
◎各処置項目の加算
・創傷処置、熱傷処置
　乳幼児加算（6歳未満で6000㎠以上の範囲の場合）
・静脈圧迫処置
　初回加算
・ドレーン法

乳幼児加算（3歳未満）

【処置医療機器等加算】

◎腰部、胸部、又は頸部固定帯加算・初回のみ

・酸素加算

　　酸素吸入時に使用する酸素代金

　　以上が代表的な項目になりますが、これ以外にも多くの処置項目で年齢加算が設定されています。各処置によって乳幼児加算の対象年齢が3歳や6歳と異なりますので、算定には注意が必要です。

【手術】

◎通則の加算

・手術時体重1500g未満及び新生児加算

　　新生児とは生後28日未満

・乳幼児、幼児加算

　　乳幼児は3歳未満、幼児は6歳未満

・HIV抗体陽性患者

　　観血的手術を行った場合

・MRSA（メチシリン耐性黄色ブドウ球菌）、B型肝炎、C型肝炎、結核の患者

◎感染症患者に対して全身麻酔、硬膜外麻酔、脊椎麻酔を伴う手術を行った場合

・緊急手術

　　時間外、休日、深夜に緊急手術を行った場合

【各手術の加算】

・創傷処置

　　真皮縫合加算、デブリードマン加算

・骨悪性腫瘍手術

　　自家処理骨を用いた再建術を行った場合の処理骨再建加算

・関節形成手術

　　関節挿入膜を患者の筋膜から作成した場合

・胃切除術

有茎腸管移植を併せて行った場合
・内視鏡的胆道結石除去術
　バルーン内視鏡を用いて行った場合のバルーン内視鏡加算

　代表的な診療の一部の加算は上記のようなものがあります。診療報酬の加算は年齢や時間に対するものが多くありますが、それ以外の項目についても理解しておくことが必要です。

Q1-21 ●実務に役立つ・ポイント解説超入門 特定保険医療材料料

　主に手術や処置などの診療に伴って特定保険医療材料を使用する場合があります。診療に使用するいわゆる材料には算定が認められているものと認められないものがあります。算定が認められていないものとしては手術の場合、チューブ、縫合糸、ガーゼ、脱脂綿、絆創膏などの保険医療材料や衛生材料と呼ばれるものが挙げられます。

　算定が認められるものは厚生労働大臣が定めている特定保険医療材料になります。この特定保険医療材料は、医療用医薬品と同様に厚生労働大臣が単価を設定しており、全国統一単価となっています。特定保険医療材料は下記のように分類されています。

【別表Ⅰ　在宅医療に規定する特定保険医療材料】
　腹膜透析液交換セット、在宅中心静脈栄養用輸液セット、在宅寝たきり患者処置用気管切開後留置用チューブ、在宅寝たきり患者処置用膀胱留置ディスポーザブルカテーテル、在宅寝たきり患者処置用栄養用ディスポーザブルカテーテル、在宅血液透析用特定保険医療材料、携帯型ディスポーザブル注入ポンプ、皮膚欠損用創傷被覆材、非固定性シリコンガーゼ、水循環回路セット、膀胱瘻用カテーテル、交換用胃瘻カテーテル、局所陰圧閉鎖処置用材料、陰圧創傷治療用カートリッジ

【別表Ⅱ】

　検査・画像診断系材料（血管内手術用ガイドワイヤー等を含む）、注射・麻酔系材料、持続的注入・排液・排気用導管、血液浄化法系材料、骨格系材料、頭蓋・神経系材料、眼・耳鼻咽喉科系材料、胃・食道系材料、皮膚・組織系材料、心・脈管系材料、泌尿器・尿路・胆道系材料、形成外科（組織拡張手術）、輸血系材料、その他

【別表Ⅲ】

　半切等のフィルム、間接撮影用フィルム、オデルカ用フィルム、マンモグラフィー用フィルム、画像記録用フィルム　～一部省略～

　このように別表Ⅰ～Ⅲに分類されています。別表Ⅰは在宅用となり、別表Ⅱは点滴や処置、手術、検査などに幅広く用いられる材料、別表Ⅲは主に画像診断で使用するフィルムが定められています。

　ちなみにフィルムについては検査等で使用する場合もありますが、検査料に含まれて別に算定できないこともありますので、注意しましょう。特定保険医療材料は高額な物も多く、算定漏れには十分な注意が必要ですが、院内で使用されている材料が算定できる材料なのか否かを理解しておくことが重要です。各医療機関では、一覧などにより管理していると思いますので、手術など材料を使う頻度が高い診療科に勤務している場合は特に注意して参照しておきましょう。

　下記は別表Ⅰの算定に関しての記載及び手術の通則で材料に関連する記載になりますので、確認しておきましょう。

別表Ⅰ

注

　使用した特定保険医療材料の材料価格は、別に厚生労働大臣が定める。

通知

　初診、再診又は在宅医療において、患者の診療を担う保険医の指示に基づき、当該保険医の診療日以外の日に訪問看護ステーション等の看護師等が、当該患者に対し点滴又は処置等を実施した場合は、当該保険医療機関において、本区分により点滴又は処置等に用いた特定保険医療材料（当該患者に対し使用した分に限る。）の費用を算定する。なお、この場合にあっては、当該特定保険医療材料が使用された

日を診療報酬明細書の摘要欄に記載すること。

手術料に関する通則等 (一部抜粋)

通則

1 手術の費用は、第１節若しくは第２節の各区分に掲げる所定点数のみにより、又は第１節に掲げる所定点数及び第２節の各区分に掲げる所定点数を合算した点数により算定する。この場合において、手術に伴って行った処置（区分番号Ｊ１２２からＪ１２９－４までに掲げるものを除く。）及び診断穿刺・検体採取並びに手術に当たって通常使用される保険医療材料の費用せんは、第１節の各区分の所定点数に含まれるものとする。

2 手術に当たって、第３節に掲げる医療機器等、薬剤（別に厚生労働大臣が定めるものを除く。）又は別に厚生労働大臣が定める保険医療材料（以下この部において「特定保険医療材料」という。）を使用した場合は、前号により算定した点数及び第３節、第４節若しくは第５節の各区分又は区分番号Ｅ４００に掲げるフィルムの所定点数を合算した点数により算定する。

3 第１節に掲げられていない手術であって特殊なものの費用は、第１節に掲げられている手術のうちで最も近似する手術の各区分の所定点数により算定する。

Q1-22 ●実務に役立つ・ポイント解説超入門 リハビリテーション料

　リハビリテーションは整形外科や脳外科等の診療科において実施される訓練のことを言いますが、診療報酬点数表では次のように記載されています。

●リハビリテーションの一般的事項

　リハビリテーション医療は、基本的動作能力の回復等を目的とする理学療法や、応用的動作能力、社会的適応能力の回復等を目的とした作業療法、言語聴覚能力の回復等を目的とした言語聴覚療法等の治療法より構成され、いずれも実用的な日常生活における諸活動の実現を目的として行われるものである。

　上記を見てもわかる通り、日常生活の復帰に向けての訓練と言えます。この訓練を担当するのは、医師・歯科医師以外の職種では、理学療法士（PT）、作業療法士（OT）、言語聴覚士（ST）の国家資格を有する者が中心となりますが、この職種以外にも摂食機能療法などでは看護師、准看護師、歯科衛生士などが担当することもあります。リハビリテーション料は、疾患別リハビリテーション料、計画提供料等、摂食機能療法などのその他のリハビリテーション料に大別されています。

　疾患別リハビリテーション料は、心大血管疾患リハビリテーション料、脳血管疾患等リハビリテーション料、廃用症候群リハビリテーション料、運動器リハビリテーション料、呼吸器リハビリテーション料に分類されています。

　リハビリテーションの特性として、早期から開始したほうが機能回復が見込めることから、早期加算や初期加算なども設定されています。しかしながら、リハビリテーションを長期に渡り漫然と継続しても機能回復が見込めないことから、疾患別リハビリテーションの算定上限日数が設けられています。また、疾患別リハビリテーションの実施に当たっては、リハビリ開始後原則7日以内、遅くとも14日以内にリハビリテーション実施計画書を作成しなければならないと、2020年改定で定められたので注意しましょう。以下はリハビリテーション総合計画評価料の通知になります。疾患別リハビリテーション料と同様に算定頻度の高い項目になりますので確認しておきましょう。

リハビリテーション総合計画評価料（点数表抜粋）
（1）リハビリテーション総合計画評価料は、定期的な医師の診察及び運動機能検査又は作業能力検査等の結果に基づき医師、看護師、理学療法士、作業療法士、言語聴覚士、社会福祉士等の多職種が共同してリハビリテーション総合実施計画書を作成し、これに基づいて行ったリハビリテーションの効果、実施方法等について共同して評価を行った場合に算定する。
（2）医師及びその他の従事者は、共同してリハビリテーション総合実施計画書を作成し、その内容を患者に説明の上交付するとともに、その写しを診療録等に添付する。

（3）「注1」及び「注2」における介護リハビリテーションの利用を予定している患者とは、介護保険法第 62 条に規定する要介護被保険者等であって、各疾患別リハビリテーション料に規定する標準的算定日数の3分の1を経過した期間にリハビリテーションを実施している患者をいう。

（4）リハビリテーション総合実施計画書の様式については、以下のいずれかを患者の状態等に応じ選択する。患者の理解に資する記載となるよう、十分配慮すること。

ア 別紙様式 23 又はこれに準じた様式

イ 別紙様式 21 の6又はこれに準じた様式に、（イ）から（ヘ）までの全て及び（ト）から（ヲ）までのうちいずれか1項目以上を組み合わせて記載する様式（回復期リハビリテーション病棟入院料1を算定する患者については、必ず（ヌ）を含めること。）

（イ）疾患別リハビリテーション開始前の日常生活動作の状況

（ロ）ＦＩＭを用いた評価

（ハ）前回計画書作成時からの改善・変化

（ニ）今後1ヶ月のリハビリテーションの目標、リハビリテーションの頻度、方針及び留意点

（ホ）疾患別リハビリテーションの実施に当たり、医師、看護職員、理学療法士、作業療法士、言語聴覚士、その他の従事者が担う具体的内容に係るもの

（ヘ）今後十分なリハビリテーションを実施しない場合に予想される状態の変化

（ト）疾患別リハビリテーション終了後のリハビリテーションの提供の必要性及び必要な場合の具体的なリハビリテーションの内容

（チ）病棟における日常生活動作の状況（入院患者に対し、リハビリテーション総合計画評価料を算定する場合のみ記載することができる。）

（リ）関節可動域、筋力、持久力、変形、関節不安定性、運動機能発達に係る障害、麻痺等、個々の運動機能障害における重症度の評価

（ヌ）身長、体重、ＢＭＩ（Body Mass Index）、栄養補給方法（経口、経管栄養、静脈栄養）等に基づく患者の栄養状態の評価に係るもの（栄養障害等の状態にある患者については、必要栄養量、総摂取栄養量等も踏まえた評価を行う。なお、嚥下調整食を必要とする患者については、栄養障害等の有無にかかわらず、当該嚥下調整食の形態に係る情報として、日本摂食嚥下リハビリテーション学会の分類コードも必ず記載する。）

（ル）リハビリテーションの観点から、家庭や病棟において、患者自ら行うことが望ましい訓練

（ヲ）ＦＡＩ（Frenchay Activities Index）、ＬＳＡ（Life-Space Assessment）、日本作業療法士協会が作成する生活行為向上アセスメント、ロコモ２５（平成22年厚生労働科学研究費補助金疾病・障害対策研究分野長寿科学総合研究「運動器機能不全（ロコモティブシンドローム）の早期発見ツールの開発」において作成されたもの）又は老研式活動能力指標のいずれかを用いた患者の心身機能又は活動の評価に係るもの

（5）「注3」に掲げる入院時訪問指導加算は、区分番号「Ａ３０８」回復期リハビリテーション病棟入院料を算定する患者について、当該病棟への入院日前7日以内又は入院後7日以内に当該患者の同意を得て、医師、看護師、理学療法士、作業療法士又は言語聴覚士のうち1名以上が、必要に応じて社会福祉士、介護支援専門員又は介護福祉士等と協力して、退院後生活する患家等を訪問し、患者の病状、退院後生活する住環境（家屋構造、室内の段差、手すりの場所、近隣の店までの距離等）、家族の状況、患者及び家族の住環境に関する希望等の情報収集及び評価を行った上で、リハビリテーション総合実施計画を作成した場合に、入院中に1回に限り算定する。

（6）当該加算を算定する場合には、入院前に訪問した場合は入院した日の属する月に算定し、入院後に訪問した場合は訪問日の属する月に算定すること。

（7）なお、ここでいう退院後生活する患家等には、他の保険医療機関、介護老人保健施設又は当該加算を算定する保険医療機関に併設されている介護保険施設等は含まれない。

（8）当該加算を算定する場合には、別紙様式42又はこれに準ずる様式を用いて評価書を作成するとともに、その写しを診療録に添付すること。

（9）「注5」に掲げる運動量増加機器加算は、脳卒中又は脊髄障害の急性発症に伴う上肢又は下肢の運動機能障害を有する患者（脳卒中又は脊髄障害の再発によるものを含む。）に対して、医師、理学療法士又は作業療法士のうち1名以上が、患者の運動機能障害の状態を評価した上で、脳血管疾患等リハビリテーションに運動量増加機器を用いることが適当と判断した場合であって、当該機器を用いたリハビリテーション総合実施計画を作成した場合に、1回に限り算定する。ただし、当該機器の使用に有効性が認められ、継続すべき医学的必要性が認められる場合に限り、発症日から起算して2月を限度として月1回に限り算定できる。なお、この場合に

おいては、医学的な必要性について診療報酬明細書の摘要欄に記載すること。

(10) 当該加算を算定する場合には、適応疾患、発症年月日、運動障害に係る所見、使用する運動量増加機器の名称及び実施期間の予定をリハビリテーション総合実施計画書に記載し、その写しを診療録等に添付すること。

Q1-23 ●実務に役立つ・ポイント解説超入門
投薬料

投薬とは患者に病気や症状に応じて、医師の判断で薬剤を与えることを言います。治療行為の中でも、最もポピュラーな行為といっても過言ではありません。保険医療機関において診療報酬上、投薬として使用される薬剤は、内服薬及び浸煎薬、屯服薬、外用薬となります。

注射薬も投与される場合がありますが、このケースでは、在宅自己注射等で使用することになり、在宅医療の区分において算定するため投薬料としては算定しません。薬剤料以外に投薬料で算定するものは、調剤料、処方料（外来のみ）、調剤技術基本料、処方箋料、特定保険医療材料料があります。

このうち、院内処方の場合は、薬剤料・調剤料・処方料・調剤技術基本料を算定し、院外処方箋を発行する場合は、処方箋料のみを算定します（算定区分は⑳になります）。なお、外来と入院では算定する項目が異なるので理解しておく必要があります。投薬において特定医療保険材料料は算定するケースは稀です。各項目には加算があり、次の通りです。

調剤料…………麻薬等加算
処方料…………麻薬等加算、乳幼児加算、特定疾患処方管理加算、
　　　　　　　　悪性腫瘍剤処方管理加算、外来後発医薬品使用体制加算、
　　　　　　　　向精神薬調整連携加算
処方箋料………麻薬等加算、乳幼児加算、特定疾患処方管理加算、
　　　　　　　　悪性腫瘍剤処方管理加算、外来後発医薬品使用体制加算、
　　　　　　　　向精神薬調整連携加算、一般名処方加算
調剤技術基本料……院内製剤加算

算定条件などの詳細は点数表等で確認していただければと思いますが、上記のような加算がどのようなときに算定することができるのかを正確に把握しておき、カルテの記載から該当するケースを読み取ることが必要です。各医療機関に導入されている医事コンピュータや電子カルテによって自動算定される項目も異なるため、注意が必要です。投薬料を算定するに当たり、さらに理解を深めておく必要があるものとして、205円ルールや多剤投与、ビタミン剤の取り扱いがあるので下記に記載しておきます。

● 205円ルールと多剤投与

　205円ルールの対象になっているのは内服薬です。205円ルールを理解する上では1剤の考え方が重要ですが、1剤とは服用方法が同じで服用日数も同様の内服薬は1剤として算定することになっています。仮に1日3回毎食後に服用する薬剤が3銘柄あり、この3銘柄全てが14日分の投与が行われていた場合、1剤として薬剤料を合算して算定することになります。この1剤が、205円未満と以上では取り扱いが異なり、例えば、3銘柄で1剤の薬剤が200円（1日分）の場合は銘柄数にかかわらず1種類となり、3銘柄で1剤の薬剤が210円だった場合は、銘柄数＝種類数となり3種類となります。このような種類の考え方に基づいて7種類を超えた場合が多剤投与となります。多剤投与になると処方料や処方箋料、薬剤料に減額が発生することになります。それ以外の205円ルールで理解しておくポイントは下記の通りです。

●多剤投与の場合の算定

ア「注3」の算定は、外来の場合に限り、1処方のうち、内服薬についてのみ対象とする。この場合の「種類」については、次のように計算する。なお、1処方とは処方料の算定単位となる処方をいう。

（イ）錠剤、カプセル剤については、1銘柄ごとに1種類と計算する。

（ロ）散剤、顆粒剤及び液剤については、1銘柄ごとに1種類と計算する。

（ハ）（ロ）の薬剤を混合して服薬できるよう調剤を行ったものについては、1種類とする。

（ニ）　薬剤料に掲げる所定単位当たりの薬価が 205 円以下の場合には、1 種類とする。

イ　「注 3」の「所定点数」とは、1 処方のうちの全ての内服薬の薬剤料をいう。

ウ　「注 3」の算定は、常態として投与する内服薬が 7 種類以上の場合に行い、臨時に投与する薬剤については対象としない。

エ　ウの臨時に投与する薬剤とは連続する投与期間が 2 週間以内のものをいい、2 週間を超える投与期間の薬剤にあっては常態として投与する薬剤として扱う。なお、投与中止期間が 1 週間以内の場合は、連続する投与とみなして投与期間を計算する。

オ　臨時的に内服薬の追加投与等を行った結果、1 処方につき内服薬が 7 種類以上となる場合において、傷病名欄からその必要性が明らかでない場合には、診療報酬明細書の摘要欄にその必要性を記載する。（診療報酬点数表より抜粋）

●ビタミン剤の算定

　ビタミンは基本的な考え方として、食事から摂取するものとされています。したがって、投薬としてビタミン剤を投与する場合は、理由が必要になります。代表的なケースとしては、食事の摂取や吸収が不十分でありビタミン欠乏症や代謝障害が明らかな場合などがあります。以下は診療報酬点数表からの抜粋ですが、ビタミン剤の考え方が記載されているので併せて理解しておきましょう。ちなみにこのビタミンの考え方は投薬だけではなく、注射にも該当します。

ビタミン剤

ア　「注 5」に規定するビタミン剤とは、内服薬及び注射薬をいうものであり、また、ビタミンを含有する配合剤を含むものである。

イ　ビタミン剤に係る薬剤料が算定できるのは、医師が当該ビタミン剤の投与が有効であると判断し、適正に投与された場合に限られるものであり、医師が疾患の特性により投与の必要性を認める場合のほか、具体的には、次のような場合をいう。ただし、薬事承認の内容に従って投与された場合に限る。

（イ）患者の疾患又は症状の原因がビタミンの欠乏又は代謝障害であることが明

らかであり、かつ、必要なビタミンを食事により摂取することが困難である場合（例えば、悪性貧血のビタミンＢ12の欠乏等、診察及び検査の結果から当該疾患又は症状が明らかな場合）

（ロ）患者が妊産婦、乳幼児等（手術後の患者及び高カロリー輸液療法実施中の患者を含む。）であり、診察及び検査の結果から食事からのビタミンの摂取が不十分であると診断された場合

（ハ）患者の疾患又は症状の原因がビタミンの欠乏又は代謝障害であると推定され、かつ、必要なビタミンを食事により摂取することが困難である場合

（ニ）重湯等の流動食及び軟食のうち、一分がゆ、三分がゆ又は五分がゆを食している場合

（ホ）無菌食、フェニールケトン尿症食、楓糖尿症食、ホモシスチン尿症食又はガラクトース血症食を食している場合

ウ ビタミン剤に係る薬剤料を算定する場合には、当該ビタミン剤の投与が必要かつ有効と判断した趣旨を具体的に診療録及び診療報酬明細書に記載しなければならない。ただし、病名によりビタミン剤の投与が必要、かつ、有効と判断できる場合は趣旨を診療報酬明細書に記載することは要しない。

Q1-24 ●実務に役立つ・ポイント解説超入門
注射料

　注射については外来、入院など幅広く行われる診療行為ですが、内服薬等のように胃や腸で薬剤を消化吸収させるのと比較し、血管に直接薬剤を注入することができるため、効果が早く現れる特徴があります。

　注射により薬剤を注入する場合は、注射器等を使用しますが、一般的に用いられる注射器や注射針、点滴等の回路等は注射手技料に含まれるとされています。ただし、特殊なカテーテル等を使用した場合は、特定医療保険材料料として算定することが可能です。注射料で算定する項目としては、注射実施料、薬剤料、特定保険材料料がありますが、通則の加算として算定が認められているものがあります。それが、生物学的製剤注射加算、精密持続点滴注射加算、麻薬注射加算、外来化学療法加算、連携充実加算が通則の加算です。（詳細は診療報酬点数表等参照のこと）

注射実施料としては、皮内、皮下及び筋肉内注射、静脈内注射、動脈注射、抗悪性腫瘍剤局所持続注入、肝動脈塞栓を伴う抗悪性腫瘍剤肝動脈内注入、点滴注射、中心静脈注射、中心静脈注射用カテーテル挿入、末梢留置型中心静脈注射用カテーテル挿入、カフ型緊急時ブラッドアクセス用留置カテーテル挿入、植込型カテーテルによる中心静脈注射、腱鞘内注射、骨髄内注射、脳脊髄腔注射、関節腔内注射、滑液嚢穿刺後の注入、気管内注入、結膜下注射、自家血清の眼球注射、角膜内注射、球後注射、テノン氏嚢内注射、硝子体内注射、腋窩多汗症注射、外眼筋注射が挙げられます。

●注射薬と審査

注射は投薬と同様に頻度の高い診療行為ですが、注射は迅速な効果が期待できる反面、明確な投薬との違いが必要です。すなわち、なぜ投薬ではなく注射を行う必要があったのかを明確にしなければなりません。この部分が不明確な場合、診療報酬の審査において減点や返戻の対象になることが少なくないのです。このような点は、療養担当規則にも記載されていますが、下記は注射の項の抜粋です。

四　注射
イ　注射は、次に掲げる場合に行う。
（1）経口投与によって胃腸障害を起すおそれがあるとき、経口投与をすることができないとき、又は経口投与によっては治療の効果を期待することができないとき。
（2）特に迅速な治療の効果を期待する必要があるとき。
（3）その他注射によらなければ治療の効果を期待することが困難であるとき。
ロ　注射を行うに当たっては、後発医薬品の使用を考慮するよう努めなければならない。
ハ　内服薬との併用は、これによって著しく治療の効果を挙げることが明らかな場合又は内服薬の投与だけでは治療の効果を期待することが困難である場合に限って行う。
ニ　混合注射は、合理的であると認められる場合に行う。
ホ　輸血又は電解質若しくは血液代用剤の補液は、必要があると認められる場合に行う。

療養担当規則の診療の具体的方針には、以上のように記されています。この内容からも注射を行うには明確な理由が必要だということがわかります。

Q1-25 ●実務に役立つ・ポイント解説超入門
精神科専門療法

　精神を患った場合に治療として、精神科医の行う治療のことを精神科専門療法と呼んでいます。多くの精神科専門療法は一般的な医療機関や医師ではなく、精神疾患を専門としている医療機関や精神科医によって行われます。

　精神科医にも専門医や指定医という制度があり、専門医とは日本精神神経学会が認定しています。指定医とは精神保健指定医と言い、精神保健福祉法第18条に基づいて厚生労働省が定めている資格になります。精神科を標榜する医療機関には、指定医の配置が義務付けられています。内閣府が公表しているデータを見ると精神科を受診している患者は年々

◎年齢階層別障害者数の推移（精神障害者・外来）

（単位：万人）

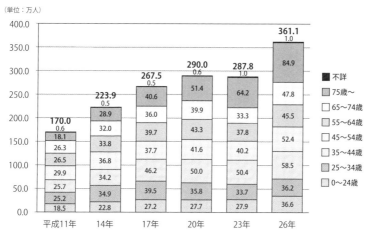

注1：平成23年の調査では宮城県の一部と福島県を除いている。
注2：四捨五入で人数を出しているため、合計が一致しない場合がある。
資料：厚生労働省「患者調査」（平成26年）より厚生労働省社会・援護局障害保健福祉部で作成

●出典：内閣府　参考資料・障害者の状況（平成30年版障害者白書）
https://www8.cao.go.jp/shougai/whitepaper/h30hakusho/zenbun/siryo_02.html　参照

増加する傾向にあり、今後、ますます、精神科の社会的役割は重要になると考えられます。

　診療報酬上の精神科専門療法は次のようなものが挙げられます。

　精神科電気痙攣療法、経頭蓋磁気刺激療法、入院精神療法、通院・在宅精神療法、精神科継続外来支援・指導料、救急患者精神科継続支援料、標準型精神分析療法、認知療法・認知行動療法、心身医学療法、入院集団精神療法、通院集団精神療法、依存症集団療法、精神科作業療法、入院生活技能訓練療法、精神科ショート・ケア、精神科デイ・ケア、精神科ナイト・ケア、精神科デイ・ナイト・ケア、精神科退院指導料、精神科退院前訪問指導料、精神科訪問看護・指導料、精神科訪問看護指示料、抗精神病特定薬剤治療指導管理料、医療保護入院等診療料、重症認知症患者デイ・ケア料、精神科在宅患者支援管理料

　以上が精神科専門療法として設定されています。上記の中で代表的な項目としては、通院・在宅精神療法と標準型精神分析、心身医学療法が挙げられます。このうち、心身医学療法については、精神科医以外でも、習熟した医師が担当した場合も算定することが認められています。各療法の詳細は次の通りです。

【通院・在宅精神療法（抜粋）】

通知

（1）通院・在宅精神療法とは、入院中の患者以外の患者であって、精神疾患又は精神症状を伴う脳器質性障害があるもの（患者の著しい病状改善に資すると考えられる場合にあっては当該患者の家族）に対して、精神科を担当する医師（研修医を除く。）が一定の治療計画のもとに危機介入、対人関係の改善、社会適応能力の向上を図るための指示、助言等の働きかけを継続的に行う治療方法をいう。

（2）通院・在宅精神療法は、精神科を標榜する保険医療機関の精神科を担当する医師が行った場合に限り算定する。

（3）通院・在宅精神療法は、同時に複数の患者又は複数の家族を対象に集団的に行われた場合には算定できない。

【標準型精神分析療法（抜粋）】

注

診療に要した時間が45分を超えたときに限り算定する。

通知

（1）標準型精神分析療法とは、口述による自由連想法を用いて、抵抗、転移、幼児体験等の分析を行い解釈を与えることによって洞察へと導く治療法をいい、当該療法に習熟した医師により行われた場合に、概ね月6回を標準として算定する。また、精神科を標榜する保険医療機関以外の保険医療機関において、標準型精神分析療法に習熟した心身医学を専門とする医師が当該療法を行った場合においても算定できる。

（2）口述でなく筆記による自由連想法的手法で行う精神分析療法は、1時間以上にわたるような場合であっても、入院中の患者にあっては区分番号「Ｉ００１」入院精神療法により、入院中の患者以外の患者にあっては区分番号「Ｉ００２」通院・在宅精神療法により算定する。

（3）標準型精神分析療法を行った場合は、その要点及び診療時間を診療録に記載する。

【心身医学療法（抜粋）】

通知

（1）心身医学療法とは、心身症の患者について、一定の治療計画に基づいて、身体的傷病と心理・社会的要因との関連を明らかにするとともに、当該患者に対して心理的影響を与えることにより、症状の改善又は傷病からの回復を図る治療方法をいう。この心身医学療法には、自律訓練法、カウンセリング、行動療法、催眠療法、バイオフィードバック療法、交流分析、ゲシュタルト療法、生体エネルギー療法、森田療法、絶食療法、一般心理療法及び簡便型精神分析療法が含まれる。

（2）心身医学療法は、当該療法に習熟した医師によって行われた場合に算定する。

Q1-26 ●実務に役立つ・ポイント解説超入門
画像診断

広義での画像診断には眼底カメラや内視鏡検査についても撮影方法的に画像診断に含めることができますが、診療報酬的には、エックス線診

断料、核医学診断料、CTやMRIのコンピューター断層撮影診断料が該当します。

　エックス線診断とは、エックス線を物質に照射することで得られるデータを診断に活用するものです。診療報酬上の算定では、透視診断、写真診断、撮影、造影剤注入手技料、基本的エックス線診断料に分類されています。各医学診断料についてはシンチグラムやポジトロン断層法（PET）が該当します。

　コンピューター断層診断料には、コンピューター断層撮影（CT）、血流予備量比コンピューター断層撮影、非放射性キセノン脳血流動態検査、磁気共鳴コンピューター断層撮影（MRI）、コンピューター断層診断に分類されています。このような撮影料以外にも、画像診断で使用された薬剤（造影剤等）や特定保険医療材料料（フィルム等）も算定することが認められています。

　基本的な分類以外にも、理解しておきポイントとしては、対象器官の取り扱いが挙げられます。診療報酬算定上では、耳・肘・膝等の対象器官又は対象部位の健側を患側の対照として撮影する場合における撮影料、診断料については、同一部位の同時撮影を行った場合と同じ扱いとするとされています。整形外科等の診療においては、比較的よく出てくる解釈になりますので覚えておきましょう。なお、昨今の医療状況から遠隔診療についても増加傾向にありますが、画像診断にも遠隔画像診断が該当しますので、解釈を記載しておきます。

【遠隔画像診断（画像診断　通則の抜粋）】
6　遠隔画像診断による画像診断（区分番号Ｅ００１、Ｅ００４、Ｅ１０２又はＥ２０３に限る。）を行った場合については、別に厚生労働大臣が定める施設基準に適合しているものとして地方厚生局長等に届け出た保険医療機関間で行われた場合に限り算定する。この場合において、受信側の保険医療機関が通則第４号本文の届出を行った保険医療機関であり、当該保険医療機関において画像診断を専ら担当する常勤の医師が、画像診断を行い、その結果を送信側の保険医療機関に文書等により報告した場合は、区分番号Ｅ００１又はＥ００４に掲げる画像診断、区分番号Ｅ１０２に掲げる画像診断及び区分番号Ｅ２０３に掲げる画像診断のそれぞれについて月１回に限り、画像診断管理加算１を算定することができる。た

だし、画像診断管理加算2又は画像診断管理加算3を算定する場合はこの限りでない。

7 遠隔画像診断による画像診断（区分番号E102及びE203に限る。）を通則第6号本文に規定する保険医療機関間で行った場合であって、受信側の保険医療機関が通則第5号の届出を行った保険医療機関であり、当該保険医療機関において画像診断を専ら担当する常勤の医師が、画像診断を行い、その結果を送信側の保険医療機関に文書等により報告した場合は、区分番号E102に掲げる画像診断及び区分番号E203に掲げる画像診断のそれぞれについて月1回に限り、画像診断管理加算2又は画像診断管理加算3を算定することができる。

・遠隔画像診断による画像診断管理加算

（1）遠隔画像診断を行った場合は、送信側の保険医療機関において撮影料、診断料及び画像診断管理加算（当該加算の算定要件を満たす場合に限る。）を算定できる。受信側の保険医療機関における診断等に係る費用については受信側、送信側の医療機関間における相互の合議に委ねるものとする。

（2）遠隔画像診断を行った場合、画像診断管理加算1は、受信側の保険医療機関において専ら画像診断を担当する医師が読影及び診断を行い、その結果を文書により送信側の保険医療機関において当該患者の診療を担当する医師に報告した場合に、月の最初の診療の日に算定する。遠隔画像診断を行った場合、画像診断管理加算2又は画像診断管理加算3は、送信側の保険医療機関において実施される核医学診断、CT撮影及びMRI撮影について、受信側の保険医療機関において専ら画像診断を担当する医師が読影を行い、その結果を文書により送信側の保険医療機関において当該患者の診療を担当する医師に報告した場合に、月の最初の診療の日に算定する。なお、夜間又は休日に撮影された画像については、受信側の保険医療機関において専ら画像診断を担当する医師が、自宅等の当該保険医療機関以外の場所で、画像の読影及び送受信を行うにつき十分な装置・機器を用いた上で読影及び診断を行い、その結果を文書により当該患者の診療を担当する医師に報告した場合も算定できる。その際には、患者の個人情報を含む医療情報の送受信に当たり、安全管理を確実に行った上で実施すること。また、受信側又は送信側の保険医療機関が受信側及び送信側の保険医療機関以外の施設に読影又は診断を委託した場合は、当該加算は算定できない。また、これらの加算を算定する場合は、報告された文書又はその写しを診療録に添付する。

（3）遠隔画像診断を行った場合、画像診断管理加算1、画像診断管理加算2又

は画像診断管理加算 3 は、それぞれの届出を行った保険医療機関において、専ら画像診断を担当する常勤の医師のうち当該保険医療機関において勤務する 1 名（画像診断管理加算 3 を算定する場合にあっては 6 名）を除いた専ら画像診断を担当する医師については、当該保険医療機関において常態として週 3 日以上かつ週 22 時間以上の勤務を行っている場合に、当該勤務時間以外の所定労働時間については、自宅等の当該保険医療機関以外の場所で、画像の読影及び送受信を行うにつき十分な装置・機器を用いた上で読影を行い、その結果を文書により当該患者の診療を担当する医師に報告した場合も算定できる。その際、患者の個人情報を含む医療情報の送受信に当たり、安全管理を確実に行った上で実施する。また、病院の管理者が当該医師の勤務状況を適切に把握していること。

Q1-27 放射線治療
●実務に役立つ・ポイント解説超入門

　日本では放射線に対してネガティブなイメージを持つ方もいらっしゃるかもしれませんが、放射線治療はがんの治療を目的として行われる療法です。

　がん細胞に放射線を照射することにより、死滅させる目的で行われます。外科的手術のような体へのダメージも少ないとされており、何かしらの要因で外科手術が困難な場合にも放射線治療は可能です。

　診療報酬上は、次のような項目が挙げられています。

　放射線治療管理料、放射性同位元素内用療法管理料、体外照射、ガンマナイフによる定位放射線治療、直線加速器による放射線治療、粒子線治療、全身照射、電磁波温熱療法、密封小線源治療、血液照射

　代表的なものは下記になります。

【体外照射（抜粋)】

通知

（1）体外照射の具体的な定義は次のとおりである。

ア　エックス線表在治療とは、管電圧 10 万ボルト未満による照射療法をいう。

イ　高エネルギー放射線治療とは、100 万電子ボルト以上のエックス線又は電子線

の応用で、直線加速装置又はマイクロトロン治療装置使用による照射療法をいう。

ウ　強度変調放射線治療（ＩＭＲＴ）とは、多分割絞り（マルチリーフコリメータ）
　などを用いて、空間的又は時間的な放射線強度の調整を同一部位に対する複数方
　向からの照射について行うことで、三次元での線量分布を最適なものとする照射
　療法をいう。ただし、診療報酬の算定については、関連学会のガイドラインに準
　拠し、３方向以上の照射角度から各門につき３種以上の線束強度変化を持つビー
　ムによる治療計画を逆方向治療計画法にて立案したものについて照射した場合に
　限る。

（2）体外照射の治療料は、疾病の種類、部位の違い、部位数、同一患部に対する
照射方法にかかわらず、１回につき所定点数を算定する。また、２方向以上の照射
であっても当該所定点数のみにより算定する。

【ガンマナイフによる定位放射線治療（抜粋）】

通知

（1）ガンマナイフによる定位放射線治療とは、半球状に配置された多数のコバル
ト60の微小線源から出るガンマ線を集束させ、病巣部を照射する治療法をいう。

（2）数か月間の一連の治療過程に複数回の治療を行った場合であっても、所定点
数は１回のみ算定する。

（3）定位型手術枠（フレーム）を取り付ける際等の麻酔、位置決め等に係る画像診断、
検査、放射線治療管理等の当該治療に伴う一連の費用は所定点数に含まれ、別に算
定できない。

【粒子線治療（抜粋）】

通知

（1）重粒子線治療とは、炭素原子核を加速することにより得られた重粒子線を集
中的に照射する治療法であるものをいう。

（2）陽子線治療とは、水素原子核を加速することにより得られた陽子線を集中的
に照射する治療法であるものをいう。

（3）重粒子線治療は、手術による根治的な治療法が困難である限局性の骨軟部腫瘍、
頭頸部悪性腫瘍（口腔・咽喉頭の扁平上皮癌を除く。）又は限局性及び局所進行性
前立腺癌（転移を有するものを除く。）に対して根治的な治療法として行った場合
にのみ算定し、数か月間の一連の治療過程に複数回の治療を行った場合であっても、

所定点数は1回のみ算定する。

（4）陽子線治療は、小児腫瘍（限局性の固形悪性腫瘍に限る。）、手術による根治的な治療法が困難である限局性の骨軟部腫瘍、頭頸部悪性腫瘍（口腔・咽喉頭の扁平上皮癌を除く。）又は限局性及び局所進行性前立腺癌（転移を有するものを除く。）に対して根治的な治療法として行った場合にのみ算定し、数か月間の一連の治療過程に複数回の治療を行った場合であっても、所定点数は1回のみ算定する。

（5）「1」に規定する希少な疾病とは、小児腫瘍（限局性の固形悪性腫瘍に限る。）、手術による根治的な治療法が困難である限局性の骨軟部腫瘍及び頭頸部悪性腫瘍（口腔・咽喉頭の扁平上皮癌を除く。）のことを指し、「2」に規定する「1」以外の特定の疾病とは、限局性及び局所進行性前立腺癌（転移を有するものを除く。）のことを指す。

（6）粒子線治療について、位置決めなどに係る画像診断、検査等の当該治療に伴う一連の費用は所定点数に含まれ、別に算定できない。

（7）「注2」の粒子線治療適応判定加算は、当該治療の実施に当たって、治療適応判定に関する体制が整備された保険医療機関において、適応判定が実施された場合に算定できるものであり、当該治療を受ける全ての患者に対して、当該治療の内容、合併症及び予後等を文書を用いて詳しく説明を行い、併せて、患者から要望のあった場合、その都度治療に関して十分な情報を提供すること。なお、患者への説明内容については文書（書式様式は自由）で交付し、診療録に添付するものであること。

（8）「注3」の粒子線治療医学管理加算は、粒子線治療に係る照射に際して、画像診断に基づきあらかじめ作成した線量分布図に基づいた照射計画と照射時の照射中心位置を、三次元的な空間的再現性により照射室内で画像的に確認・記録するなどの医学的管理を行った場合に限り算定する。

（9）粒子線治療の実施に当たっては、薬事承認された粒子線治療装置を用いた場合に限り算定する。

Q1-28 ●実務に役立つ・ポイント解説超入門
病理診断

　病理診断は診療報酬点数上では、第13部に定められています。算定する区分は検査と同様に60区分となっています。以前は病理診断も検

査の中に分類されており、病理学的検査となっていましたが、2008年の改定で病理診断として名称が変更され第13部になりました。

「患者の身体より採取した病変の組織や細胞から顕微鏡用のガラス標本が作製され、顕微鏡で観察し診断するのが病理診断です」（一般社団法人 日本病理学会）

診療報酬上の病理診断の種類としては、病理標本作成料と病理診断・判断料に分類されています。病理標本作成料では、病理組織標本作成・電子顕微鏡病理組織標本作成・免疫染色（免疫抗体法）病理組織標本作成・術中迅速病理組織標本作成・迅速細胞診・細胞診・HER2遺伝子標本作成・ALK融合遺伝子標本作成・PD-L1タンパク免疫染色（免疫抗体法）病理標本作成があります。使用される検体としては、生検や手術で摘出された臓器や組織が用いられます。診断料や判断料は、医療機関が届出している施設基準によって算定する項目が異なります。下記は病理診断に関する通則となります。

通則

1 病理診断の費用は、第1節及び第2節の各区分の所定点数を合算した点数により算定する。ただし、病理診断に当たって患者から検体を穿刺し又は採取した場合は、第1節及び第2節並びに第3部第4節の各区分の所定点数を合算した点数により算定する。

2 病理診断に当たって患者に対し薬剤を施用した場合は、特に規定する場合を除き、前号により算定した点数及び第3部第5節の所定点数を合算した点数により算定する。

3 病理診断に当たって、別に厚生労働大臣が定める保険医療材料（以下この部において「特定保険医療材料」という。）を使用した場合は、前2号により算定した点数及び第3部第6節の所定点数を合算した点数により算定する。

4 第1節又は第2節に掲げられていない病理診断であって特殊なものの費用は、第1節又は第2節に掲げられている病理診断のうちで最も近似する病理診断の各区分の所定点数により算定する。

5 対称器官に係る病理標本作製料の各区分の所定点数は、両側の器官の病理標本作製料に係る点数とする。

6 保険医療機関が、患者の人体から排出され、又は採取された検体について、当該

保険医療機関以外の施設に臨床検査技師等に関する法律第2条に規定する病理学的検査を委託する場合における病理診断に要する費用については、第3部検査の通則第6号に規定する別に厚生労働大臣が定めるところにより算定する。ただし、区分番号N006に掲げる病理診断料については、別に厚生労働大臣が定める施設基準に適合しているものとして地方厚生局長等に届け出た保険医療機関間において行うときに限り算定する。

7 保険医療機関間のデジタル病理画像(病理標本に係るデジタル画像のことをいう。以下この表において同じ。)の送受信及び受信側の保険医療機関における当該デジタル病理画像の観察により、区分番号N003に掲げる術中迅速病理組織標本作製又は区分番号N003-2に掲げる迅速細胞診を行う場合には、別に厚生労働大臣が定める施設基準に適合しているものとして地方厚生局長等に届け出た保険医療機関間において行うときに限り算定する。

通知

1 病理診断の費用には、病理標本作製を行う医師、看護師、臨床検査技師、衛生検査技師及び病理診断・判断を行う医師の人件費、試薬、デッキグラス、試験管等の材料費、機器の減価償却費、管理費等の費用が含まれる。

2 病理標本作製に当たって使用される試薬は、原則として医薬品として承認されたものであることを要する。

3 病理標本を撮影した画像を電子媒体に保存した場合、保存に要した電子媒体の費用は所定点数に含まれる。

4 第1節に掲げられていない病理標本作製であって簡単な病理標本作製の費用は、基本診療料に含まれ、別に算定できない。

5 第1節に掲げる病理標本作製料の項に掲げられていない病理標本作製のうち簡単な病理標本作製の病理標本作製料は算定できないが、特殊な病理標本作製については、その都度当局に内議し、最も近似する病理標本作製として通知されたものの算定方法及び注(特に定めるものを除く。)を準用して、準用された病理標本作製料に係る病理診断・判断料と併せて算定する。

6 保険医療機関間の連携により病理診断を行った場合は、標本若しくは検体(以下「標本等」という。)の送付側又はデジタル病理画像の送信側の保険医療機関において区分番号「N006」病理診断料を算定できる。なお、その際には、送付側又は送信側の保険医療機関において、別紙様式44又はこれに準じた様式に診療

情報等の必要事項を記載し、受取側又は受信側の保険医療機関に交付するものであること。更に、病理標本の作製を衛生検査所に委託する場合には、衛生検査所にも当該事項を同様に交付すること。また、「N006」の「注4」に規定する病理診断管理加算1又は2については、標本若しくは検体の受取側又はデジタル病理画像の受信側の保険医療機関において、病理診断を専ら担当する常勤の医師が病理診断を行い、標本等の送付側又は送信側の保険医療機関にその結果を文書により報告した場合に当該基準に係る区分に従い、送付側又は送信側の保険医療機関において所定点数に加算する。標本等の受取側又は受信側の保険医療機関における診断等に係る費用は、標本等の送付側又は送信側、標本等の受取側又は受信の保険医療機関間における相互の合議に委ねるものとする。

7 保険医療機関間のデジタル病理画像の送受信及び受信側の保険医療機関における当該デジタル病理画像の観察による術中迅速病理組織標本作製を行った場合は、送信側の保険医療機関において区分番号「N003」術中迅速病理組織標本作製及び区分番号「N006」病理診断料の「1」を算定できる。また、「N006」の「注4」に規定する病理診断管理加算1又は2については、受信側の保険医療機関が、当該加算の施設基準に適合しているものとして地方厚生（支）局長に届け出た保険医療機関であり、病理診断を専ら担当する常勤の医師が病理診断を行い、送信側の保険医療機関にその結果を報告した場合に当該基準に係る区分に従い、所定点数に加算する。受信側の保険医療機関における診断等に係る費用は、受信側、送信側の保険医療機関間における相互の合議に委ねるものとする。

8 保険医療機関間のデジタル病理画像の送受信及び受信側の保険医療機関における当該デジタル病理画像の観察による迅速細胞診を行った場合は、送信側の保険医療機関において区分番号「N003−2」迅速細胞診及び区分番号「N006」病理診断料の「2」を算定できる。また、「N006」の「注4」に規定する病理診断管理加算1又は2については、受信側の保険医療機関が、当該加算の施設基準に適合しているものとして地方厚生（支）局長に届け出た保険医療機関であり、病理診断を専ら担当する常勤の医師が病理診断を行い、送信側の保険医療機関にその結果を報告した場合に当該基準に係る区分に従い、所定点数に加算する。受信側の保険医療機関における診断等に係る費用は、受信側、送信側の保険医療機関間における相互の合議に委ねるものとする。

9 デジタル病理画像に基づく病理診断については、デジタル病理画像の作成、観察及び送受信を行うにつき十分な装置・機器を用いた上で観察及び診断を行った場

合に算定できる。なお、デジタル病理画像に基づく病理診断を行うに当たっては、関係学会による指針を参考とすること。

Q1-29 ●実務に役立つ・ポイント解説超入門
入院料

入院料とは、入院診療の際の中心的な点数であり、入院時診療報酬点数のかなりの部分を占めている重要な項目です。

入院料を算定するに当たり考慮しなければならない項目としては、入院基本料、入院基本料等加算、特定入院料、短期滞在手術等基本料になります。なお、入院料のように診療点数としては算定しませんが、入院時食事療養費（入院時生活療養費）と呼ばれる食事代も算定する必要があります。入院料等を算定する場合は、施設基準と呼ばれる届出が必要となり、この届出が多いほど多くの点数を算定することができるシステムになっています。

施設基準には、人員配置や平均在院日数、入院環境などが関係しており、現在の厚生労働省が重要と考えている項目に対して、いかに対応しているかがポイントと言えます。実際の実務においては、入院料等を算定している段階で、届出をしている項目が確定しており、電子カルテ等の電算機器に登録されていますので、システムが自動的に判断し、算定してくれるものが多くなっています。

現在の診療報酬は入院診療に限らず、急性期疾患を担当する医療機関が優遇される点数設定になっていると言っても過言ではありません。したがって、入院基本料についても、平均在院日数が短い医療機関の点数が高く設定されています。平均在院日数以外にも、重症度、医療・看護必要度や医師の配置数、看護配置などが関係しています。また、入院料を算定するに当たっては、従来の出来高算定以外にも包括算定としてDPCと呼ばれる算定方法を選択している医療機関もあります。

●入院基本料等の加算

入院基本料等の加算はかなり多く設定されており、算定できる日数も

各加算によって異なります。多くの場合は、入院初日・入院から 14 日以内・入院中毎日となっていますが、入院基本料等の加算を理解するためには算定要件と目的、算定日数について理解しておくことが必要になります。代表的な加算は次のようなものがあります。

・救急医療管理加算（入院した日から起算して 7 日に限り算定）
　緊急に入院を必要とする重症患者に対して、救急医療が行われた場合に算定されます。

・診療録管理体制加算（入院初日に算定）
　適切な診療記録の管理を評価して算定が認められています。配置者の資格は限定されていませんが、多くの場合、診療情報管理士が配置されています。

・医師事務作業補助体制加算（入院初日のみ算定）
　平成 20 年から点数化された項目で、医師の業務負担の軽減に関する取り組みの一つとして、医師の事務的な業務を担当します。従来の医療事務とは異なり、より医学的な理解が必要であり、研修期間や研修時間、内容等にも定めがあります。また、経営に関する業務などは担当外となっており、レセプトなどの診療報酬に関する業務や診療情報管理士が担当するコーディングなども担当外の業務となっています。

・急性期看護補助体制加算（入院した日から起算して 14 日算定）
　この加算も医師の負担軽減に関する取り組みの一つとして設定されている加算と言えます。従来は急性期医療を担当する医療機関は看護師の配置数も多く、看護補助者の配置をしていたとしても診療点数には反映されないことになっていましたが、医師の負担軽減が厚生労働省の重点課題となったことから、看護補助者の配置を評価して点数が算定できるようになりました。

・乳幼児加算・幼児加算（入院 1 日につき算定）
　診療報酬の多くは患者の年齢に対して、特に小児の場合には加算を認

めています。入院基本料に対しても乳幼児と幼児に対して加算を認めています。入院基本料等加算における乳幼児とは3歳未満、幼児とは6歳未満となっています。しかしながら診療区分や項目によっては対象年齢が異なりますので、注意が必要です。

・地域加算（入院1日につき算定）
　医業経費の地域差に配慮した加算となります。診療報酬は全国統一の点数が設定されていますが、唯一、地域によっての加算点数が異なるものになっています。
　1級地から7級地まで分類されており、1級地に該当しているのは東京都特別区のみとなっています。1級〜7級に該当しない地域に所在する医療機関は、地域加算を算定することはできません。

・療養環境加算（入院1日につき算定）
　入院するベッド等の環境に対して、医療法で定められている基準以上の環境を提供している場合に加算が認められています。医療法では、入院患者の専有面積が6.4㎡以上とされていますが、療養環境加算を算定する場合は8㎡以上を確保する必要があります。一人当たりの専有面積を多くとるということは、従来よりも入院できる患者の数が少なくなるということになります。したがってこのような観点から加算を認めていると言えます。

・医療安全対策加算（入院初日のみ算定）
　組織的な医療安全対策を実施している保険医療機関を評価した点数となっています。

　以上が代表的な入院基本料等加算となります。上記以外にも多くの加算が設定されていますので、勤務する医療機関の届け出状況を確認し、算定要件等を確認しておきましょう。

Q1-30 逓減算定法

逓減とは次第に減らすことなどの意味を持っていますが、診療報酬制度の中において、逓減算定となっている項目があります。

診療行為に置き換えると、同一月に同一患者に同一の検査等を実施した場合、2回目以降の点数が逓減されることになります。多くの場合は、生体検査の中でこのような算定方法が出てきますが、処方料や処方箋料について多剤投与に該当した際にも逓減され算定点数が減額されることになります。

また内服薬の投与においても多剤投与に該当した場合は、1割減額されるため逓減ということができます。現在の診療報酬で多剤投与に該当するのは、7種類以上の内服薬を投与した場合となります。7種類とは、7銘柄の薬剤が投与されたということではなく、内服薬の計算単位で、1剤に該当した薬剤の合計金額が205円を超えている場合は銘柄数＝種類数、205円未満の場合は、銘柄数に関係なく1種類として考えることになります。ここで言う1剤とは、同じ服用方法で処方日数が同じ薬剤を指しています。

例えば、

A錠　3錠

B錠　3錠

C錠　3錠

A～Cは毎食後14日分の投与だった場合は、投与日数が同様で服用方法も同様のため合算して計算することになります。これが1剤となります。この1剤を計算して1日分の合計が200円だったとすると3銘柄処方されていますが、1種類として計算します。

逆にこの計算が210円になった場合は3種類となります。このようにして計算し、7種類を超えた処方が行われた場合、薬剤料は1割減額され、処方料や処方箋料も減額されることになります。

では続いて、逓減算定の代表的な診療である生体検査で逓減算定の対象になるものを確認しておきましょう。

・呼吸循環機能検査

体液等測定、心電図検査、負荷心電図検査、ホルター型心電図検査、体表面心電図、心外膜興奮伝播図、植込型心電図検査、Ｔ波オルタナンス検査、トレッドミルによる負荷心肺機能検査、サイクルエルゴメーターによる心肺機能検査、喘息運動負荷試験、時間内歩行検査、シャトルウォーキングテスト、リアルタイム解析型心電図、携帯型発作時心電図記録計使用心電図検査、心音図検査、脈波図、心機図、ポリグラフ検査、エレクトロキモグラフ

・超音波検査

　超音波検査、サーモグラフィー検査

・監視装置による諸検査

　なし

・脳波検査等

　なし

・神経・筋検査

　なし

・耳鼻咽喉科学的検査

　なし

・眼科学的検査

　なし

・皮膚科学的検査

　なし

・臨床心理・神経心理検査

　なし

・負荷試験等

　なし

・ラジオアイソトープを用いた諸検査

　なし

・内視鏡検査

　関節鏡検査、咽頭直達鏡検査、耳鼻腔直達鏡検査、嗅裂部・鼻咽腔・副鼻腔入口部ファイバースコピー、内視鏡下嚥下機能検査、咽頭ファイバースコピー、中耳ファイバースコピー、顎関節鏡検査、気管支ファイバースコピー、気管支カテーテル気管支肺胞洗浄法検査、胸腔鏡検査、

縦隔鏡検査、食道ファイバースコピー、胃・十二指腸ファイバースコピー、胆道ファイバースコピー、小腸内視鏡検査、消化管通過性検査、直腸鏡検査、肛門鏡検査、直腸ファイバースコピー、回腸嚢ファイバースコピー、大腸内視鏡検査、腹腔鏡検査、腹腔ファイバースコピー、クルドスコピー、膀胱尿道ファイバースコピー、膀胱尿道鏡検査、尿管カテーテル法、腎盂尿管ファイバースコピー、ヒステロスコピー、コルポスコピー、子宮ファイバースコピー、乳管鏡検査、血管内視鏡検査、肺臓カテーテル法、肝臓カテーテル法、膵臓カテーテル法

　以上が逓減算定に該当する生体検査になります。上記を見てもわかる通り、呼吸循環機能検査、超音波検査、内視鏡検査が対象になっています。比較的単純な分類になりますので、覚えるようにしておきましょう。該当している生体検査は上記の条件に該当した場合は、1割減額され所定点数の90/100で算定することになります。この考え方は2回目以降は同様になりますので、2回目だけではなく3回目以降も該当することを理解しておきましょう。

Q1-31 ●実務に役立つ・ポイント解説超入門 医療における乳幼児の規定

　診療報酬点数には新生児や乳幼児、幼児といった表記が多く見られます。一般的な解釈としては、乳幼児とは小学校に入学する前まで、すなわち6歳未満が乳幼児と言われます。乳児と幼児を総称して乳幼児と呼んでいます。児童福祉法にもこのあたりの規定がありますが、詳細は下記のように定められています。

（児童等）
第四条　この法律で、児童とは、満十八歳に満たない者をいい、児童を左のように分ける。
一　乳児　満一歳に満たない者
二　幼児　満一歳から、小学校就学の始期に達するまでの者

三　少年　小学校就学の始期から、満十八歳に達するまでの者

　上記が児童福祉法による区分ですが、診療報酬制度では少し異なる解釈がなされています。診療上、乳幼児や幼児に対しては、診療報酬上は3歳未満を乳幼児、6歳未満を幼児として加算を認めている項目が多くあります。これは、小児の特性を考慮したものと言えますが、小児の診療は大人とは異なり、病状の進行や悪化が急に進むことも多く、慎重に対応する必要があります。このような事情によりじっくり訴えを聞き診断及び治療をすることが必要となり、必然的に診察にかかる時間も長くなることとなります。このような点を考慮して診療報酬上も加算が認められています。しかしながら、この加算についても診療によって異なっています。例えば、初診料や再診料においては、6歳未満を乳幼児として乳幼児加算が設定されています。これに対して、手術料の通則では3歳未満を乳幼児、3歳以上6歳未満を幼児として加算することになっています。診療報酬上の小児に関する表記が統一されていると良いのですが、現時点ではこのような状況になっており、診療内容によって対象年齢が何歳なのかを理解しておく必要があります。

　ただし、実務においては医事コンピュータや電子カルテが普及しており、診療報酬の算定は専用の電子機器を用いて行います。このような機器においては、患者登録をした時点で、患者が何歳なのかを自動的に判断しているため、上記のような年齢に対する加算は自動的に算定されます。このようなケースを自動算定と呼んでいます。したがって加算点数が算定漏れになるようなケースは稀であり、特に注意しなくても問題がないと言えます。しかし、診療報酬算定を専門に行う事務職員である以上、このような事柄は基本的なこととして、理解しておくことが望ましいと言えます。下記は、基本診療料の記載と手術の通則で該当する箇所になります。確認しておきましょう。

【初診料・再診料（令和2年4月時点）】
注6
　6歳未満の乳幼児に対して初診を行った場合は、乳幼児加算として、75点を所定点数に加算する。

手術（令和2年4月時点）

通則

8　3歳未満の乳幼児又は3歳以上6歳未満の幼児に対して手術（区分番号K618に掲げる中心静脈注射用植込型カテーテル設置を除く。）を行った場合は、乳幼児加算又は幼児加算として、当該手術の所定点数に所定点数の100分の100又は100分の50に相当する点数を加算する。

Q1-32 ●実務に役立つ・ポイント解説超入門 新型コロナウイルス感染拡大に伴う臨時・特例措置等

　昨今、大きな問題となっている新型コロナウイルスに対して、医療機関では感染拡大の防止、感染者に対する治療や検査などの対応に日々努められています。このような状況から、医療機関の経営や運営に対しても大きな影響が出ています。感染を恐れ、従来通院していた患者が来院されない等、医療機関の収益はかなり厳しい状況にあると言えます。

　新型コロナウイルスの感染者は、2020年11月10日現在で、世界全体では感染者5千万人を超えており、死者も120万人を超える状況にあります。日本でも感染者は10万人を超え、2千人弱の方が命を落とされています。

　なかなか終息が見えない新型コロナウイルスですが、医療機関の疲弊も無視できない状況であり、診療報酬的な側面でも特例措置が取られています。外来診療において、特に算定頻度の高い項目としては、基本診療料や医学管理等、在宅医療になりますが、詳細は下記（全国保険医団体連合会資料より抜粋）のようになっています。

【参考資料】

　以下、全国保険医団体連合会ホームページ、https://hodanren.doc-net.or.jp/iryoukankei/19ncov/tkri/index.html、「新型コロナウイルス感染症対策特集、Ⅱ　新型コロナウイルス感染症対策に係る診療報酬上の臨時的な取り扱い等の概要（医科）の「1.電話・情報通信による診療の特例」「2.在宅医療の特例（全ての患者に対する特例）」を参照してください。

1．電話・情報通信機器による診療の特例

（1）初診から電話や情報通信機器を用いた診療を実施する場合（4月10日以降に限る）

① 医師が医学的に可能であると判断した範囲において、初診から電話や情報通信機器を用いた診療により診断や処方をすることができる。

　ただし、初診から電話や情報通信機器を用いた診療により診断や処方をする医療機関は、その実施状況を令和2年4月10日付厚労省医政局医事課事務連絡の別添1の様式により、所在地の都道府県に毎月報告を行う。

② 初診から電話や情報通信機器を用いた診療により診断や処方をする場合は、令和2年4月10日付厚労省医政局医事課事務連絡を踏まえて行う。なお、下記a～cの条件を、すべて満たす必要がある。

　また小児科外来診療料及び小児かかりつけ診療料の施設基準の届出を行っている保険医療機関において、6歳未満の乳幼児又は未就学児に対して、初診から電話や情報通信機器を用いた診療により診断や処方をする場合も同様の取扱いとなることが示されている（「また」以降の記述は4月24日（その14）問1による）。

a　初診から電話や情報通信機器を用いて診療を行うことが適していない症状や疾病等、生ずるおそれのある不利益、急病急変時の対応方針等について、十分な情報を提供し、説明した上で、その説明内容について診療録に記載する

b　対面による診療が必要と判断される場合は、対面による診療に移行又は、あらかじめ承諾を得た他の医療機関に速やかに紹介する。

c　患者の身元の確認や心身の状態に関する情報を得るため、以下の措置を講じる。

　　ア　画像を送受信でできる場合は、患者については被保険者証により受給資格を、医師については顔写真付きの身分証明書により本人確認を、互いに行う。

　　イ　電話の場合は、被保険者証の写しをFAXで医療機関に送付又は、被保険者証を撮影した写真を電子メールに添付して医療機関に送付する等により、受給資格の確認を行う。これが困難な場合は、電話により氏名、生年月日、連絡先（電話番号、住所、勤務先等）に加え、保険者名、保険者番号、記号、番号等の被保険者証の券面記載事項を確認することで診療を行う。

③ 当該初診における診療報酬は、病院・診療所とも下記を算定する。なお、初診料（注2）は、本来は特定の病院で算定する点数だが、特例措置として診療所でも算定できる。

○ A000 初診料（注 2）（214 点）及び加算

なお、以下の通り医科診療行為コードが新設されているので注意いただきたい。

・診療行為コード 111013850

・省略漢字名称 初診料（新型コロナウイルス感染症・診療報酬上臨時的取扱）

・点数 214.00

・告示等識別区分 (1) 5

※ 6 月 1 日付保険局医療課事務連絡で「A000 初診料の注 6 から注 9 までに規定する加算については、それぞれの要件を満たせば算定できる。なお、この取扱いは、令和 2 年 4 月 10 日から適用される」旨が示されている。

○ F000 調剤料、F100 処方料、F500 調剤技術基本料、薬剤料

○ F400 処方箋料

○ B009 診療情報提供料 I （地域外来・検査センター等に患者を紹介した場合に限る。なお、その際は、下記の診療情報提供書等を原則使用するよう案内されている）

https://www.mhlw.go.jp/content/000622170.pdf

④ 一部負担金の徴収は、銀行振込、クレジットカード決済、その他電子決済等の方法で差し支えない。なお領収証については確実に渡すことが前提だが、本人に説明をしてご了解がとれれば、郵送でも後で渡すのでもよい。

⑤ 処方については、下記の規制がある。

ア 麻薬及び向精神薬はどのような場合も、処方をしてはならない。

イ カルテ等（※）により基礎疾患の情報が把握できない場合

※カルテ等とは、「過去のカルテ、診療情報提供書、地域医療情報連携ネットワーク又は健康診断の結果等」を指す。なお、地域医療情報連携ネットワークとは、「患者の同意を得た上で、医療機関間において、診療上必要な医療情報（患者の基本情報、処方データ、検査データ、画像データ等）を電子的に共有・閲覧できる仕組み」を言う。

○処方日数は 7 日間を上限とする。

○薬剤管理指導料の「1」の対象となる薬剤（抗悪性腫瘍剤、免疫抑制剤等）は処方してはならない。

⑥ 処方箋を交付する際に、患者が、薬局において電話や情報通信機器による「服薬指導等」を希望する場合は、処方箋の備考欄に「0410 対応」と記載し、患者の同意を得て、医療機関から患者が希望する薬局に FAX 等により処方箋情報を送付する。その際、医師はカルテに送付先の薬局を記載する。また、医療機関は、処方

箋原本を保管し、処方箋情報を送付した薬局に当該処方箋原本を送付する。なお、カルテ等により患者の基礎疾患を把握できていない場合は、処方箋の備考欄にその旨を明記する。

⑦　院内処方を行う場合は、患者と相談の上、医療機関から直接配送等により患者へ薬剤を渡すこととしても良い。

⑧　オンライン診療を実施する医師は、2020年4月以降、厚労省が定める研修を受講しなければならないとされているが、令和2年4月10日付厚労省医政局医事課事務連絡による時限的・特例的な取り扱いが継続している間は、研修をしていなくても差し支えない。

（2）2度目以降の診療を電話や情報通信機器を用いて実施する場合

①　2度目以降の診療を、電話又はビデオ通話で行う場合は、診療所及び200床未満の病院は下記が算定する。

○ A001 再診料（73点）及び加算

　※6月1日付保険局医療課事務連絡で「A001再診料の注4から注7までに規定する加算又は注11に規定する加算については、それぞれの要件を満たせば算定できる。なお、この取扱いは、令和2年2月28日から適用される。」旨が示されている。

○ F000 調剤料、F100 処方料、F500 調剤技術基本料、薬剤料

○ F400 処方箋料

○医学管理料等の注の「情報通信機器を用いた場合」（100点）（4月9日まで）

○ B000 特定疾患療養管理料（2）147点（4月10日以降）

　※医学管理料等の注の「情報通信機器を用いた場合」（100点・4月9日まで）及び B000 特定疾患療養管理料（2）（147点・4月10日以降）は、対面診療において下記の点数を算定していた患者であって、電話や情報通信機器を用いた診療においても当該計画等に基づく管理又は精神療法を行う場合は、A003 オンライン診療料の届出の有無にかかわらず、算定できる。

> B000 特定疾患療養管理料、B001・5 小児科療養指導料、B001・6 てんかん指導料、B001・7 難病外来指導管理料、B001・27 糖尿病透析予防指導管理料、B001-2-9 地域包括診療料、B001-2-10 認知症地域包括診療料、B001-3 生活習慣病管理料、I002 通院・在宅精神療法

　なお B000 特定疾患療養管理料（2）（147点・4月10日以降）は、以下の通り医科診療行為コードが別の名称で新設されているので注意いただきたい。

・診療行為コード　　　113032850

・省略漢字名称　　　　慢性疾患の診療（新型コロナウイルス感染症・診療報酬

　　　　　　　　　　　上臨時的取扱）

・点数　　　　　　　　147.00

・告示等識別区分(1)　　5

○衛生材料又は保険医療材料を支給した場合に限り、在宅療養指導管理料及び在宅療養指導管理材料加算を算定できる

　※この場合、在宅療養の方法、注意点、緊急時の措置に関する指導等の内容、患者等から聴取した療養の状況及び支給した衛生材料等の量等を診療録に記載する。患者の看護に当たる者がいない等の理由により患者等に直接支給できない場合には、当該理由を診療録に記載するとともに、衛生材料又は保険医療材料を患者に送付することとして差し支えない。この場合、当該患者が受領したことを確認し、その旨を診療録に記載する）

○B009 診療情報提供料Ⅰ（地域外来・検査センター等に患者を紹介した場合に限る。なお、その際は、下記の診療情報提供書等を原則使用するよう案内されている）

https://www.mhlw.go.jp/content/000622170.pdf

②　200 床以上の病院は、本来は再診料の算定ができないが、2 度目以降の診療を、電話又はビデオ通話で行う場合は、特例として A002 外来診療料（74 点）及び上記①の算定（再診料を除く）ができる。ただし、医学管理料等の注の「情報通信機器を用いた場合」（100 点・4 月 9 日まで）及び B000 特定疾患療養管理料（2）（147 点・4 月 10 日以降）は、下記に限る。

B001・5 小児科療養指導料、B001・6 てんかん指導料、B001・7 難病外来指導管理料、B001・27 糖尿病透析予防指導管理料、I002 通院・在宅精神療法

　※6 月 1 日付保険局医療課事務連絡で「A002 外来診療料の注 7 から注 9 までに規定する加算については、それぞれの要件を満たせば算定できる。なお、この取扱いは、令和 2 年 3 月 2 日から適用される。」旨が示されている。

③　一部負担金の徴収は、（1）の④と同じ。

④　処方について（4 月 10 日以降に処方箋を交付する場合は上記（1）の⑥も行う）

a　事前に診療計画が作成されていない場合であっても、これまでも処方されていた医薬品を処方することは、差し支えない。

b 既に治療中の患者の当該疾患により発症が容易に予測される症状の変化については、これまで処方されていない医薬品の処方をしても差し支えない。ただし、下記の要件を満たす必要がある

◎既に定期的なオンライン診療を行っている患者

1. オンライン診療を行う前に作成していた診療計画に、発症が容易に予測される症状の変化を新たに追記する。

2. 追記を行う場合においては、オンライン診療により十分な医学的評価を行い、その評価に基づいて追記を行う。

3. 当該診療計画の変更について患者の同意を得ておく。

◎定期的なオンライン診療を行っていない患者（電話や情報通信機器を用いた診療を行っている場合を含む）

1. 電話や情報通信機器を用いた診療により生じるおそれのある不利益、発症が容易に予測される症状の変化、処方する医薬品等について、患者に説明し、同意を得ておく。

2. その説明内容について診療録に記載する

2 在宅医療の特例（全ての患者に対する特例）

(1) 在医宅総管等の算定の取扱い

① 前月に「月2回以上訪問診療を行っている場合」の在宅時医学総合管理料又は施設入居時等医学総合管理料（以下「在医総管等」）を算定していた患者に対して、当月も診療計画に基づいた定期的な訪問診療を予定していたが、新型コロナウイルスへの感染を懸念した患者等からの要望等により、訪問診療を1回実施し、加えて電話等を用いた診療を実施した場合は、当月に限り、患者等に十分に説明し同意を得た上で、診療計画に基づき「月2回以上訪問診療を行っている場合」の在医総管等を算定できる。なお、次月以降、訪問診療を月1回実施し、加えて電話等を用いた診療を実施する場合は、診療計画を変更し、「月1回訪問診療を行っている場合」の在医総管等を算定する。ただし、電話等のみの場合は算定できない。

② 4月診療分についてのみ、3月に「月1回訪問診療を行っている場合」を算定した患者に、4月に電話等を用いた診療を複数回実施した場合は、「月1回訪問診療を行っている場合」を算定する。

③ 4月診療分についてのみ、上記①②について、4月は、緊急事態宣言が発令された等の状況に鑑み、患者等に十分に説明し同意を得た上で、訪問診療を行えず、電話等による診療のみの場合であっても、在医総管等を算定して差し支えない。

（2）訪問看護の取扱い

① 新型コロナウイルスへの感染を懸念した利用者等からの要望等により、予定していた訪問看護が実施できなかった場合において、訪問看護の代わりに電話等による対応を行う旨について主治医に連絡し、指示を受けた上で、利用者又はその家族等に十分に説明し同意を得て、看護職員が電話等で病状確認や療養指導等を行った場合は、訪問看護管理療養費のみ算定できる。ただし、当該月に訪問看護を1日以上提供している必要がある。

なお、訪問看護記録書に、主治医の指示内容、利用者等の同意取得及び電話等による対応の内容を記録する。訪問看護療養費明細書には、「心身の状態」欄に新型コロナウイルス感染症の対応である旨を記載する。

② 医療機関の訪問看護・指導の取扱い

医療機関において在宅患者訪問看護・指導料又は同一建物居住者訪問看護・指導料を算定している患者について、新型コロナウイルスへの感染を懸念した利用者等からの要望等により、予定していた訪問看護が実施できなかった場合において、訪問看護の代わりに電話等による対応を行う旨について主治医に連絡し、指示を受けた上で、利用者又はその家族等に十分に説明し同意を得て、看護職員が電話等で病状確認や療養指導等を行った場合は、訪問看護・指導体制充実加算のみを算定できる。

ただし、当該月に訪問看護・指導を1日以上提供している必要がある。また、医師の指示内容、患者等の同意取得及び電話等による対応の内容について記録に残す。

なお訪問看護・指導体制充実加算の算定は、訪問を予定していた日数に応じて、月1回に限らず、電話等による対応を行った日について算定できる。すでに当該加算を算定している患者については、当該加算を別途算定できる。加えて、精神科訪問看護・指導料を算定している患者についても同様に、訪問看護・指導体制充実加算のみを算定できるものとし、この場合についても、精神科 訪問看護・指導料を算定せずに、当該加算のみを算定する。また、訪問看護・指導体制充実加算を、当該取扱いに係る患者に対してのみ算定する医療機関については、訪問看護・指導体制充実加算の施設基準を満たしているものとみなされるため、届出は不要である（6月10日（その21）による）。　～以下、省略～

パート2

知っておきたい
医療事務で役立つ用語解説

Q2-1 妥結率

　2014年4月診療報酬改定以降、診療報酬や調剤報酬において妥結率という言葉が出てくるようになりました。

　妥結とは、利害の対立する二者が同意に達して約束を結ぶに至ることを言います。医療においては診療を行う上で薬剤を使用します。使用する薬剤は当然のこととして、製薬会社（実際は卸業者）から購入し、保険診療において使用することになります。使用する薬剤は厚生労働省にて単価（薬価）が定められており、使用した薬剤費はこの定められた単価に基づいて請求することになります。先にも述べたように、医療機関は薬剤を購入しています。この購入する際の単価は厚生労働大臣の定めた単価ではなく、納入業者との交渉により決定します。患者に販売する単価と納入単価には差額が発生することになり、この差額を薬価差益と言い、医療機関の利益になります。

　妥結率を言い換えると、納入された全ての医薬品の購入金額の合計は、定価で購入した場合の合計金額に対する割合、ということになります。

　妥結率が低いということは薬価差益が大きくなり、利益が出ていることになります。薬剤の取引量が多いと予想される医療施設としては、病床を多く持つ医療機関や調剤薬局ということになり、許可病床数200床以上の病院と保険薬局に対して報告書の提出を求めています。診療報酬点数では、下記のように記載されています。

【初診料の項より抜粋（2020年4月版）】

4　医療用医薬品の取引価格の妥結率（当該保険医療機関において購入された使用薬剤の薬価（薬価基準）（平成20年厚生労働省告示第60号。以下「薬価基準」という。）に収載されている医療用医薬品の薬価総額（各医療用医薬品の規格単位数量に薬価を乗じた価格を合算したものをいう。以下同じ。）に占める卸売販売業者(医薬品、医療機器等の品質、有効性及び安全性の確保等に関する法律（昭和35年法律第145号）第34条第3項に規定する卸売販売業者をいう。）と当該保険医療機関との間での取引価格が定められた薬価基準に収載されている医療用医薬品の薬価総額の割合をいう。以下同じ。）に関して別に厚生労働大臣が定める施設基準を満た

す保険医療機関（許可病床数が 200 床以上である病院に限る。）において初診を行った場合には、注1の規定にかかわらず、特定妥結率初診料として、214点を算定する。

【施設基準（2020 年 4 月）】
一の二　医科初診料の特定妥結率初診料、医科再診料の特定妥結率再診料及び外来診療料の特定妥結率外来診療料の施設基準
　次のいずれかに該当する保険医療機関であること。
(1)　当該保険医療機関における医療用医薬品の取引価格の妥結率（診療報酬の算定方法（平成二十年厚生労働省告示第五十九号）別表第一医科診療報酬点数表（以下「医科点数表」という。）の初診料の注4に規定する医療用医薬品の取引価格の妥結率をいう。以下同じ。）が五割以下であること。
(2)　当該保険医療機関における医療用医薬品の取引価格の妥結率、単品単価契約率（卸売販売業者（医薬品、医療機器等の品質、有効性及び安全性の確保等に関する法律（昭和三十五年法律第百四十五号）第三十四条第三項に規定する卸売販売業者をいう。以下同じ。）と当該保険医療機関との間で取引された医療用医薬品に係る契約に占める、品目ごとに医療用医薬品の価値を踏まえて価格を決定した契約の割合をいう。）及び一律値引き契約（卸売販売業者と当該保険医療機関との間で取引価格が定められた医療用医薬品のうち、一定割合以上の医療用医薬品について総価額で交渉し、総価額に見合うよう当該医療用医薬品の単価を同一の割合で値引きすることを合意した契約をいう。）に係る状況について、地方厚生局長等に報告していない保険医療機関であること。

　このように妥結率の低いケースや妥結率を報告していない医療機関（200 床以上）の場合は、基本診療料の点数が低く設定されています。医療機関の取引は通常の会社とはやや異なり、納入された後に薬剤の納入単価を決めるようなケースがあります。未妥結の薬剤が多いと医薬品の実勢価格が把握しにくくなるとのことで、このような制度を設けている側面もありますが、やはり診療報酬の抑制政策の側面が強いように感じます。
　下記は報告に関する内容になります。

・許可病床数が 200 床以上である病院の妥結率等の報告について

　妥結率、単品単価契約、一律値引き契約に係る状況について、毎年 4 月 1 日から 9 月 30 日までの実績を、10 月 1 日から 11 月末までに、保険医療機関が所在する都県を管轄する事務所へ報告してください。

　妥結率が 5 割以下、または報告されていない場合は、12 月から翌年 11 月末日までの間、特定妥結率初診料・特定妥結率再診料・特定妥結率外来診療料により算定することとなります。

　報告の際には、卸売販売業者との取引価格の決定に係る契約書の写し等妥結率の根拠となる資料を添付してください。なお、品目リスト等（保険医療機関と卸売販売業者が取引した医薬品の薬価総額とその内訳、そのうち妥結した品目と合計が分かる資料）の添付は不要です。

【保険薬局の妥結率等の報告について】

　妥結率、単品単価契約、一律値引き契約に係る状況について、毎年 4 月 1 日から 9 月 30 日までの実績を、10 月 1 日から 11 月末までに、保険薬局が所在する都県を管轄する事務所へ報告してください。

　妥結率の実績が 5 割以下、または報告されていない場合は、翌年 4 月 1 日から翌々年 3 月 31 日までの間、調剤基本料の注 3 の規定により所定点数の 100 分の 50 に相当する点数により算定することとなります。

　同一グループ内の処方せん受付回数の合計が 1 月に 4 万回を超えると判断されるグループに属する保険薬局に該当する場合のみ、保険薬局と卸売販売業者で取引価格の決定に係る契約書等の写し等妥結率の根拠となる資料を添付してください。この場合でも、品目リスト等（保険薬局と卸売販売業者が取引した医薬品の薬価総額とその内訳、そのうち妥結した品目と合計が分かる資料）の添付は不要です。

Q2-2 ●実務に役立つ・ポイント解説超入門　後発医薬品と先発医薬品

　医薬品には大きく分類すると、医療用医薬品と一般用医薬品があります。

一般用医薬品とは、一般薬や大衆薬等と呼ばれているものでOTC（Over the Counterdrug）薬と呼んでいます。このような医薬品は、医師の指示なしで購入者の判断でドラッグストア等で購入することができる医薬品のことを言います。

　一般用医薬品は第1類・第2類・第3類に分類されており、第1類医薬品はスイッチOTC薬等、特にリスクの高いとされる医薬品が該当します。スイッチOTC薬とは、従来は医療用医薬品であった医薬品が、一般用医薬品として販売されるようになった医薬品のことを言います。メジャーな商品で言うと、ロキソニン錠やアレグラ錠などがここに分類されています。

　第2類医薬品では、第1類医薬品ほどではありませんが、比較的リスクの高い医薬品が該当します。購入者が多い薬剤としては、バファリン錠やイブ錠などあります。

　第3類医薬品は、安全・健康上のリスクが比較的低い医薬品が分類されています。アリナミン錠やビオフェルミンSプラス錠などが該当し、点眼液や湿布薬なども多く分類されています。このような医薬品は、ドラッグストアで購入することができ、登録販売者の資格を有する方が販売することができます。

　ただし、第1類医薬品に関しては、特にリスクが高い医薬品ということもあり、薬剤師でなければ販売することは認められていません。それに対して医療用医薬品とは、保険医療機関で医師の診察を受け、医師の判断によって処方されることにより購入することができる医薬品のことを言います。

　このような医療用医薬品は、診療を受けた医療機関で処方（購入）するか、院外処方箋を発行している医療機関の場合は、保険医療機関の外にある保険調剤薬局において処方箋に基づき調剤を受け購入することができることになります。このような医師の判断が必要な医療用医薬品には、先発医薬品と呼ばれるものと後発医薬品と呼ばれるものがあります。先発医薬品は新薬と呼ばれるもので、大手製薬会社が研究開発し、特許を受けて販売する医薬品のことになります。この特許期間は20年とされています。（5年の延長あり）

　20年と聞くとかなり長期間であり、研究開発に時間と費用をかけて

も十分に回収することができるとイメージしてしまいますが、現実的にはかなり厳しい状況にあります。というのも、この20年というのは、特許出願日から計算されることになり、この時点では研究開発の進行中になります。新薬の開発は、10年以上かかることが多く、販売が開始されてから20年ではないということになります。

したがって開発の期間が長くなればなるほど、販売期間（特許期間）が短くなるということになります。これは、知的財産を保護する目的があるとされています。このように莫大な費用と時間をかけて開発された新薬の特許が切れた後に、他の製薬会社は同様の成分の医薬品を販売することができます。このような形で販売される医薬品をジェネリック医薬品と呼んでおり、後発医薬品のことになります。

後発医薬品は、研究開発費が新薬を開発した際と比較して安価であるなどの理由から、先発医薬品で設定されている薬価よりも安くなることになります。安いものでは先発医薬品の半分以下の薬価が設定されていることもあるようです。薬価が低く設定されているということは、患者が窓口で支払う医療費も安くなり、更には医療費そのものの引き下げにもなることから、厚生労働省では後発医薬品の普及に積極的に取り組んでいます。普及を促進するために、処方箋の様式を変更したり、処方箋料に対しての加算などを設けています。このような対策も功を奏してか、平成25年では50%以下であった後発医薬品のシェアが、令和元年では80%に近づく水準となっています。今後も後発医薬品のシェアは向上すると予測されます。

Q2-3 薬価差益
●実務に役立つ・ポイント解説超入門

薬価とは医療用医薬品の値段のことになりますが、この価格は厚生労働省が定めています。この価格は公定価格であり、全国どこの保険医療機関や保険薬局で薬剤を購入する場合も同一の価格となります。

このような薬価を定めているものを薬価基準と呼んでいます。この薬価基準に収載されている価格は、患者さんに請求する額が定められてい

ることになりますが、保険医療機関や保険薬局が製薬会社等から薬剤を仕入れる価格は、薬価基準に収載されている価格とは異なり、当然のこととして、薬価基準に収載されている価格よりも安価で仕入れています。

安価で薬剤を仕入れて患者さんに販売することになりますので、ここに差益が発生します。この差額のことを薬価差益と呼んでいます。

診療報酬における医薬品の内、この薬価差益が1兆円以上あると言われており、保険医療機関や保険薬局の大きな収入源になっています。この薬価差益は何かと批判されることも多く、薬価差益の削減が行われています。診療報酬改定に合わせて2年に1回改定が行われます。全ての医薬品が引き下げられるわけではありませんが、多くの薬価は引き下げが行われます。直近の診療報酬改定による薬価の引き下げは下記のようになっています。

2012年　－1.26%
2014年　－0.58%
2016年　－1.22%
2018年　－1.65%
2020年　－0.99%

直近5回の改定は上記のようになっています。この数値を見れば一目瞭然ですが、薬剤全体では毎回引き下げが行われています。このような引き下げはどのようなシステムで行われているかというと、実勢価格調査が挙げられます。厚生労働省の資料では「薬価基準で定められた価格は、医療機関や薬局に対する実際の販売価格（市場実勢価格）を調査（薬価調査）し、その結果に基づき定期的に改定する」と記載されています。この薬価調査ですが、下記の要領にて行われます。

【厚生労働省医政局経済課（平成28年6月23日発表）の資料より引用】
・薬価調査の概要
　薬価基準収載品目については、市場実勢価格に基づく改定を2年に1回実施。このために行われる市場価格調査を「薬価調査」という。薬価調査は、統計法に基づき総務省の承認が必要な一般統計調査であり、調査対象者の回答は任意。

(1) 薬価本調査　薬価改定のための基礎資料を得る目的で、薬価基準収載の全品目（約１６，０００品目）について調査。販売側は、直接医療機関等へ医療用医薬品を供給する全国の医薬品販売業者（薬局、一般販売業者、卸売一般販売業者）を対象に、全国規模で調査。購入側は、一定率で抽出した医療機関等での購入価格を調査。

　　調査対象：販売側　卸売販売業者　全数　　　　　　　約６，０００客体
　　　　　　　購入側　病院　　　　全数の１０分の１　　約８５０客体
　　　　　　　　　　　診療所　　　全数の１００分の１　約１，０００客体
　　　　　　　　　　　保険薬局　　全数の３０分の１　　約１，９００客体
　　調査期間：調査年度の１か月間の取引分を対象（平成２７年度は９月に実施）

(2) 経時変動調査　常時、実勢価格を的確に把握するとともに、薬価本調査のデータを補強する目的で実施。本調査のデータの信頼性を高めることなどが目的。本調査と同様の自計方式。

　　調査対象：販売側　卸売販売業者　抽出　約１，６００客体

・平成２７年 薬価調査結果

　平均乖離率：約 8.8％

注１）　平成２７年９月取引分について、販売サイドから１０月２７日までに報告があったものの集計結果。

注２）　平均乖離率とは、

$$\frac{（現行薬価×販売数量）の総和－（実販売単価×販売数量）の総和}{（現行薬価×販売数量）の総和}$$

で計算される数値である。

　このような方法で調査が実施され、薬価が定められています。乖離率が高いほど薬価差益が高いことになりますが、以前は205％近くの平均乖離率となっていましたが、一時期は6.3％まで低下した時期もありました。平成17年度の統計では、9.1％となっています。保険医療機関や保険薬局の経営にも大きく影響を及ぼす、平均乖離率が今後どのように変化していくか注視していきましょう。

　保険医療機関の事務職員としては、従来の医療事務を担当する職員と、平成20年の診療報酬改定から算定が認められている医師事務作業補助者がいます。

　それ以外にも、診療情報管理士や医療クラーク等の職種の方が勤務しています。

　医療事務とは、診療報酬の算定や請求や来院患者に対する窓口業務などを担当しています。医療機関の規模にもよりますが、各医療機関ではかなりの人数が医療事務を担当する職員として勤務しています。

　また、医療事務を担当する職員は、医業経営等のマネジメント業務を担当することもあります。診療報酬が医療機関の収入になりますので、収入について詳しく理解していることで経営についても参画することが可能と言えます。

　それに対して医師事務作業補助者は、病院勤務医の負担を軽減する目的で、平成20年から配置が認められ、診療報酬上の加算も認められている職種になります。医師の負担軽減に関する取り組みは、厚生労働省においても重点課題となっていますが、これは医師の離職率などにも大きな影響を与え、医療の体制にも大きく関係し、最悪のケースでは病床の閉鎖や救急医療の受入も困難になります。

　結果、地域医療体制の崩壊にもつながりかねません。このような状況から、医師事務作業補助者や看護師等幅広い職種に対して医師の業務を分担することにより、医師の負担を軽減する取り組みが行われるようになっています。医師事務作業補助者については、担当できる業務が定められており、医療事務的な業務は担当することができません。また、研修期間や研修時間にも定めがあります。令和2年4月時点での詳細は下記になりますが、今後、更に配置する医療機関も増加すると予測されますので、注目の職種と言えます。

【通知（点数表より抜粋）】
（3）医師事務作業補助者の業務は、医師（歯科医師を含む。）の指示の下に、診断

書等の文書作成補助、診療記録への代行入力、医療の質の向上に資する事務作業（診療に関するデータ整理、院内がん登録等の統計・調査、教育や研修・カンファレンスのための準備作業等）、入院時の案内等の病棟における患者対応業務及び行政上の業務（救急医療情報システムへの入力、感染症サーベイランス事業に係る入力等）への対応に限定するものであること。なお、医師以外の職種の指示の下に行う業務、診療報酬の請求事務（ＤＰＣのコーディングに係る業務を含む。）、窓口・受付業務、医療機関の経営、運営のためのデータ収集業務、看護業務の補助及び物品運搬業務等については医師事務作業補助者の業務としないこと。

（4）医師事務作業補助者は、院内の医師の業務状況等を勘案して配置することとし、病棟における業務以外にも、外来における業務や、医師の指示の下であれば、例えば文書作成業務専門の部屋等における業務も行うことができる。ただし、医師事務作業補助体制加算1を算定する場合は、医師事務作業補助者の延べ勤務時間数の8割以上の時間において、医師事務作業補助の業務が病棟又は外来において行われていること。なお、医師の指示に基づく診断書等の文書作成補助、診療記録への代行入力及び医療の質の向上に資する事務作業（診療に関するデータ整理、院内がん登録等の統計・調査、教育や研修・カンファレンスのための準備作業等）に限っては、当該保険医療機関内での実施の場所を問わず、病棟又は外来における医師事務作業補助の業務時間に含めることとする。

【施設基準（抜粋）】

(1) のウの計画に基づき、診療科間の業務の繁閑の実情を踏まえ、医師の事務作業を補助する専従者（以下「医師事務作業補助者」という。）を、15対1補助体制加算の場合は補助体制加算の場合は20床ごとに1名以上、25対1補助体制加算の場合は25床ごとに1名以上、30対1補助体制加算の場合は30床ごとに1名以上、40対1補助体制加算の場合は40床ごとに1名以上、50対1補助体制加算の場合は50床ごとに1名以上、75対1補助体制加算の場合は75床ごとに1名以上、100対1補助体制加算の場合は100床ごとに1名以上配置していること。また、当該医師事務作業補助者は、雇用形態を問わない（派遣職員を含むが、指揮命令権が当該保険医療機関にない請負方式などを除く。）が、当該保険医療機関の常勤職員（週4日以上常態として勤務し、かつ所定労働時間が週32時間以上である者をいう。ただし、正職員として勤務する者について、育児・介護休業法第23条第1項、同条第3項又は同法第24条の規定による措置が講じられ、当該労働者の所定労働時間

が短縮された場合にあっては、所定労働時間が週30時間以上であること。）と同じ勤務時間数以上の勤務を行う職員であること。なお、当該職員は、医師事務作業補助に専従する職員の常勤換算による場合であっても差し支えない。ただし、当該医療機関において医療従事者として勤務している看護職員を医師事務作業補助者として配置することはできない。

Q2-5 インフォームド・コンセント

●実務に役立つ・ポイント解説超入門

医師が治療をするに当たり、治療方針等を患者に対して説明を行うことになりますが、この内容に患者の同意を得ることをインフォームド・コンセントと呼んでいます。

自己が受ける医療については患者自身が決定権を持っていると言え、患者の権利の一つと言えます。説明の義務については医療法にも明記されています。

第一条の四　医師、歯科医師、薬剤師、看護師その他の医療の担い手は、第一条の二に規定する理念に基づき、医療を受ける者に対し、良質かつ適切な医療を行うよう努めなければならない。
2　医師、歯科医師、薬剤師、看護師その他の医療の担い手は、医療を提供するに当たり、適切な説明を行い、医療を受ける者の理解を得るよう努めなければならない。

医療法の第一条ではこのように示されています。昨今は患者やその家族の、医療に関する知識も豊富になっていますが、医療は専門用語も多く、日常で使用している表現では患者等に伝わらず、せっかく行った説明が理解できていないことも多く見られます。

このようなケースでは、患者との信頼関係を構築することができず、後々大きなトラブルになる可能性も否定できません。自己が受ける医療の説明を受け、患者が同意した上で治療を進めていくことがとても重要であると言えます。このようにインフォームド・コンセントは医療法に

も記載されている通り、医師だけではなくソーシャルワーカーなどの職種も関係します。また、患者が高齢者の場合は介護の提供を受けていることも考えられることから、ケアマネジャーなどの職種も関連してきます。医師、看護師、薬剤師などの職種だけではなく、患者に係る職種との情報交換も進めながら治療を進めていくことが望ましいと言えます。

●インフォームド・コンセントとムンテラの違い

　インフォームド・コンセントと類似する言葉にムンテラと呼ばれるものがあります。インフォームド・コンセントとムンテラは異なる部分もあります。ムンテラとはインフォームド・コンセントのように法的な表現ではなく、医療従事者の中で広く使用されてきた医療用語と言えますが、語源はドイツ語のムントとテラピーを合わせた造語と言われています。また、ムンテラには患者を説得するといったような意味合いもあることから、医療用語として適切ではないという考え方もあり、現在は使用を禁止している医療機関も多く見られます。

　従来のムンテラでは、病気の病状や治療に対して詳しく説明することで、患者の不安感を取り除き、治療について納得してもらうような説明が行われていたケースがあります。しかし、医師の治療に対して訴訟を起こされるケースも増えてきました。このような背景もあり、冒頭に述べたように医師は患者に対して、治療方針や予後等についても情報を提供し、患者自身が治療方針を決めるというスタイルに変化していくことになります。これをインフォームド・コンセントと呼んでいますが、医師が患者に伝える情報は多岐にわたり、治療方法・病状・期待する治療効果・診療費・副作用・手術などの成功率などが挙げられます。医療訴訟については年々増加傾向にありますが、過去の訴訟ではエホバの証人輸血拒否事件があります。詳細は下記になりますので、実務においての参考にしていただければと思います。

【参考資料（最高裁判所判例集より。法廷名・最高裁判所第三小法廷／事件番号・平成10（オ）1081）】
エホバの証人輸血拒否事件
　主文

本件上告及び附帯上告を棄却する。

上告費用は上告人の、附帯上告費用は附帯上告人らの負担とする。

理由

上告代理人　細川清、同富田善範、同齊木敏文、同永谷典雄、同山中正登、同大竹たかし、同林圭介、同中垣内健治、同近藤秀夫、同渡部義雄、同山口清次郎、同平賀勇吉、同星昭一、同安岡邦信、同小林隆之、同高柳安雄の上告理由について

一　原審の適法に確定した事実関係の概要は、次のとおりである。

1　亡T（以下「T」という。）は、昭和4年1月5日に出生し、同38年から「U」の信者であって、宗教上の信念から、いかなる場合にも輸血を受けることは拒否するという固い意思を有していた。Tの夫である被上告人・附帯上告人B1（以下「被上告人B1」という。）は、「U」の信者ではないが、Tの右意思を尊重しており、同人の長男である被上告人・附帯上告人B2（以下「被上告人B2」という。）は、その信者である。

2　上告人・附帯被上告人（以下「上告人」という。）が設置し、運営しているV病院（以下「V」という。）に医師として勤務していたWは、「U」の信者に協力的な医師を紹介するなどの活動をしている「U」の医療機関連絡委員会（以下「連絡委員会」という。）のメンバーの間で、輸血を伴わない手術をした例を有することで知られていた。しかし、Vにおいては、外科手術を受ける患者が「U」の信者である場合、右信者が、輸血を受けるのを拒否することを尊重し、できる限り輸血をしないことにするが、輸血以外には救命手段がない事態に至ったときは、患者及びその家族の諾否にかかわらず輸血する、という方針を採用していた。

3　Tは、平成4年6月17日、国家公務員共済組合連合会X病院に入院し、同年七月六日、悪性の肝臓血管腫との診断結果を伝えられたが、同病院の医師から、輸血をしないで手術することはできないと言われたことから、同月11日、同病院を退院し、輸血を伴わない手術を受けることができる医療機関を探した。

4　連絡委員会のメンバーが、平成4年7月27日、W医師に対し、Tは肝臓がんに罹患していると思われるので、その診察を依頼したい旨を連絡したところ、同医師は、これを了解し、右メンバーに対して、がんが転移していなければ輸血をしないで手術することが可能であるから、すぐ検査を受けるようにと述べた。

5　Ｔは、平成４年８月18日、Ｖに入院し、同年９月16日、肝臓の腫瘍を摘出する手術（以下「本件手術」という。）を受けたが、その間、同人、被上告人Ｂ１及び同Ｂ２は、Ｗ医師並びにＶに医師として勤務していたＹ及びＺ（以下、右三人の医師を「Ｗ医師ら」という。）に対し、Ｔは輸血を受けることができない旨を伝えた。被上告人Ｂ２は、同月14日、Ｗ医師に対し、Ｔ及び被上告人Ｂ１が連署した免責証書を手渡したが、右証書には、Ｔは輸血を受けることができないこと及び輸血をしなかったために生じた損傷に関して医師及び病院職員等の責任を問わない旨が記載されていた。

6　Ｗ医師らは、平成４年９月16日、輸血を必要とする事態が生ずる可能性があったことから、その準備をした上で本件手術を施行した。患部の腫瘍を摘出した段階で出血量が約2245ミリリットルに達するなどの状態になったので、Ｗ医師らは、輸血をしない限りＴを救うことができない可能性が高いと判断して輸血をした。

7　Ｔは、Ｖを退院した後、平成９年８月13日、死亡した。被上告人・附帯上告人ら（以下「被上告人ら」という。）は、その相続人である。

二　右事実関係に基づいて、上告人のＴに対する不法行為責任の成否について検討する。

　本件において、Ｗ医師らが、Ｔの肝臓の腫瘍を摘出するために、医療水準に従った相当な手術をしようとすることは、人の生命及び健康を管理すべき業務に従事する者として当然のことであるということができる。しかし、患者が、輸血を受けることは自己の宗教上の信念に反するとして、輸血を伴う医療行為を拒否するとの明確な意思を有している場合、このような意思決定をする権利は、人格権の一内容として尊重されなければならない。そして、Ｔが、宗教上の信念からいかなる場合にも輸血を受けることは拒否するとの固い意思を有しており、輸血を伴わない手術を受けることができると期待してＶに入院したことをＷ医師らが知っていたなど本件の事実関係の下では、Ｗ医師らは、手術の際に輸血以外には救命手段がない事態が生ずる可能性を否定し難いと判断した場合には、Ｔに対し、Ｖとしてはそのような事態に至ったときには輸血するとの方針を採っていることを説明して、Ｖへの入院を継続した上、Ｗ医師らの下で本件手術を受けるか否かをＴ自身の意思決定にゆだねるべきであったと解するのが相当である。

　ところが、Ｗ医師らは、本件手術に至るまでの約一か月の間に、手術の際に輸血を必要とする事態が生ずる可能性があることを認識したにもかかわらず、Ｔに対してＶが採用していた右方針を説明せず、同人及び被上告人らに対して輸血する可能

性があることを告げないまま本件手術を施行し、右方針に従って輸血をしたのである。そうすると、【要旨】本件においては、W医師らは、右説明を怠ったことにより、Tが輸血を伴う可能性のあった本件手術を受けるか否かについて意思決定をする権利を奪ったものといわざるを得ず、この点において同人の人格権を侵害したものとして、同人がこれによって被った精神的苦痛を慰謝すべき責任を負うものというべきである。そして、また、上告人は、W医師らの使用者として、Tに対し民法715条に基づく不法行為責任を負うものといわなければならない。これと同旨の原審の判断は、是認することができ、原判決に所論の違法があるとはいえない。論旨は採用することができない。

附帯上告代理人Ａａ、同Ａｂ、同Ａｃの上告理由について

所論の点に関する原審の認定判断は、原判決挙示の証拠関係に照らし、正当として是認することができ、その過程に所論の違法はない。論旨は、違憲をいう点を含め、原審の専権に属する証拠の取捨判断、事実の認定を非難し、独自の見解に立って原審の右判断における法令の解釈適用の誤りをいうか、又は原審の裁量に属する慰謝料額の算定の不当をいうものであって、採用することができない。

よって、裁判官全員一致の意見で、主文のとおり判決する。

（裁判長裁判官　千種秀夫　裁判官　元原利文　裁判官　金谷利廣　裁判官　奥田昌道）

Q2-6　証明書等の種類
●実務に役立つ・ポイント解説超入門

医療機関では多くの書類が発生します。院内で使用するものもあれば他の団体や機関に対して証明するような性質の書類迄多岐にわたります。

このような証明書等は医師の責任において記載し交付するのが一般的です。医師の業務は日常の診療に留まらず、事務的作業も医師の業務を膨大にしているといえます。医師は高度な医療知識を持ち、診療に従事することが、一番優先される業務であると言えますが、事務的な作業も膨大であり、医師の負担はますます増加傾向にあります。

このような背景から、昨今の医療においては、医師の業務に関して負

担の軽減に対する取り組みが取り上げられています。このことは、厚生労働省の重点課題にも掲げられており、各医療機関は何かしらの形で日々取り組みをされています。

　医師の負担、特に病院勤務医の負担は、外来診療・入院診療・診療科によっては検査や手術・当直や日直など膨大で、とても日勤の時間で完結できるような状況にはないと言えます。こうした状況が続くと、医師は離職することになり、医療法で定められている基準が満たせなくなり、病床の一部閉鎖や救急患者の受入制限などにもつながっていきます。このような状況は地域における医療体制にも大きな影響を及ぼすことになるため、医師の業務改善は急務であるとの認識から厚生労働省の重点課題に挙げられています。

　特に多くの医師が負担と感じているのは、書類作成などの事務的業務とのアンケート結果も出ていますが、この辺りを緩和していく取り組みとして、医師事務作業補助者の配置が認められ、入院初日には医師事務作業補助体制加算の算定も認められています。医師事務作業補助者は医師の指導管理のもと、医師が記載する証明書等の作成を補助することが認められています。このような職種の配置は、医師の負担を軽減する取り組みとしての評価も高く、算定できる点数も増加傾向にあります。今後も、医師事務作業補助者の配置を進める医療機関は増加していくと考えられます。では、医師が発行する書類にはどのようなものがあるか確認しておきましょう。

・入院診療計画書
・健康診断書
・診断書（会社提出用など）
・死亡診断書
・死体検案書
・出生証明書
・入院証明書
・傷病手当金支給申請書
・医療要否意見書
・主治医意見書（介護保険関係など）
・通院証明書

・診療情報提供書
・おむつ使用証明書
・出産育児一時金支給申請書
・出産手当金支給申請書
・自動車損害賠償責任保険診断書
・休業補償給付支給請求書
・処方箋　等

　上記のような書類が代表的なものとして挙げられます。上記以外にも
まだまだありますが、特定の診療科に関係するものなども多くあります
す。このような書類作成の補助を行う場合は、提出先はどこなのか？
書類を読むのはどのような人か、種類の法的根拠は？　提出期限は？
等について理解しておくことが必要になります。証明書等を作成するに
当たっては、上記のような点を理解しておき、法律知識やカルテを読解
する医学知識、文書作成能力が必要になります。医師事務作業補助者に
は32時間の研修が義務付けられていますが、32時間で完結できるよう
な範囲ではないことから、担当者自身も積極的な姿勢で知識を増やす努
力が必須と言えます。

Q2-7 ●実務に役立つ・ポイント解説超入門
医療系資格の種類

　医療の分野においては様々な有資格者が勤務しています。医療は特
に、専門分野に特化した知識や技能を有している専門職の集まりと言え
ます。
　これは各担当業務に関する知識や技能は高度なものを有した状態で業
務に当たることができますが、逆に言うとセクショナリズムが強くなる
傾向もあります。つまり、自己の業務範囲を限定してしまい、関連しな
いと考えている業務に関しては、全く触れようとしないということも起
こり得ます。
　患者さんの診療を考えた場合、必ず職種間の溝的な部分も発生します。

この溝が上手く埋まらないと、患者さんは他部署へと移動することになり、いわゆるたらい回しというような事態になります。専門職としての自覚はもちろん必要ですが、患者サービスという観点からは職種間の連携についても重要なことと言えます。

　昨今では、チーム医療という概念も定着しつつありますが、診療に関しての連携はたしかに強化が図られていると思いますが、患者サービスという視点からはまだまだ改善の余地があるのも事実です。今後、各医療機関や各従事者は、患者サービスの向上について更に検討していくことが望ましいと言えます。

　このように資格制度が確立されている医療業界ですが、かなり多くの職種が従事しています。資格や免許については、国家資格や民間資格等を認証している団体によって、資格の優位性にも関係してきます。また、免許については、本来は認められていない行為を特別な知識や技能を有している人に特別に許可するという意味合いもあります。

　医師法で定められている侵襲行為もその一つであると言えます。医師ではない人が、刃物で他人を傷つけた場合は、当然のことながら犯罪行為となり、責任を問われることになります。しかし医師免許を有している人が治療という目的のため、他人に外科的手術などの侵襲行為を行った場合は、犯罪には該当しないことになります。

　このように侵襲行為は本来認められていない行為ですが、特別な免許を有している場合は許可されているということになります。なお、法的な意味合いで言うと、名称独占や業務独占という概念も資格の優位性に関係しています。例えば、医師以外の人が医師又は紛らわしい名称を用いてはならないとされています。更に医師に認められている業務は、医師以外は担当することができないことになっています。このように名称や業務を独占している資格や免許については、有効性が高くなると言えます。今後、資格の取得を検討される場合は、この辺りも確認した上で取得を目指すようにしましょう。医療系で活躍している資格は次のようなものがあります。

　医師、歯科医師、薬剤師、保健師、助産師、看護師、准看護師、理学療法士、作業療法士、言語聴覚士、臨床検査技師、診療放射線技師、歯

科衛生士、歯科技工士、義肢装具士、視能訓練士、臨床工学士、救急救命士、柔道整復師、あんまマッサージ師、鍼灸師、登録販売者、介護福祉士、社会福祉士、介護支援専門員、診療情報管理士、医師事務作業補助者、医療事務　等

　上記が代表的な医療系資格になります。各資格についての取得方法については割愛しますが、各資格でどのような業務を担当しているのか、取得するための就業年数、資格の発行団体等については医療機関で勤務する上では基本的に理解しておく必要がありますので、確認しておきましょう。

Q2-8 ●実務に役立つ・ポイント解説超入門 死の分類

　人が亡くなった場合、病死及び自然死や外因死、不詳の死というような分類が行われます。この内容によっては、記載する診断書等も異なり、警察に届け出る必要が生じることがあります。

　まず病死及び自然死は、疾病による死亡や老化等が原因になっている死を指しています。この場合は、死亡診断書を記載することになります。

　死体検案書を作成しなければならないのは、診療継続中の患者以外の者が死亡したとき、診療継続中の患者が診療に係る傷病と関連しない原因により死亡した場合とされています。

　例えば、初診患者が救急車等で搬送され、既に意識がなく呼吸が停止しているなどの状況で意識等が回復することなく死に至った場合も、死亡診断書ではなく死体検案書を作成することになります。

　このような場合は、異常死体として24時間以内に所轄警察署に対して届出を行う必要もあります。このような点は実務においても間違えやすい部分と言え、本来は死体検案書に該当する死であったにもかかわらず、死亡診断書を記載し発行してしまったために大きな問題になることがあります。医療機関で勤務する場合は、このような点についても十分に認識しておく必要があります。次頁の図は死の分類表（厚労省「死亡

◎死因の種類の決め方

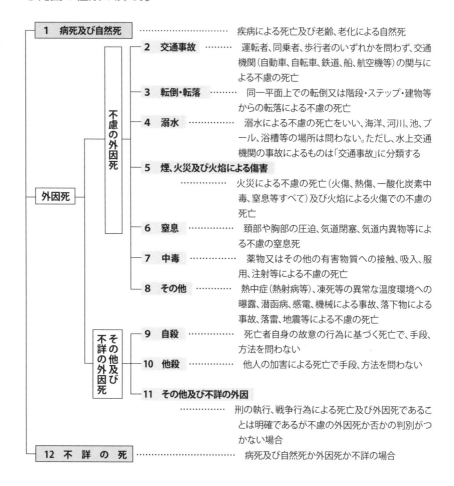

1 病死及び自然死	…………………	疾病による死亡及び老齢、老化による自然死

外因死

不慮の外因死

2 交通事故	………	運転者、同乗者、歩行者のいずれかを問わず、交通機関(自動車、自転車、鉄道、船、航空機等)の関与による不慮の死亡
3 転倒・転落	………	同一平面上での転倒又は階段・ステップ・建物等からの転落による不慮の死亡
4 溺水	…………	溺水による不慮の死亡をいい、海洋、河川、池、プール、浴槽等の場所は問わない。ただし、水上交通機関の事故によるものは「交通事故」に分類する
5 煙、火災及び火焔による傷害	…………	火災による不慮の死亡(火傷、熱傷、一酸化炭素中毒、窒息等すべて)及び火焔による火傷での不慮の死亡
6 窒息	…………	頚部や胸部の圧迫、気道閉塞、気道内異物等による不慮の窒息死
7 中毒	…………	薬物又はその他の有害物質への接触、吸入、服用、注射等による不慮の死亡
8 その他	…………	熱中症(熱射病等)、凍死等の異常な温度環境への曝露、潜函病、感電、機械による事故、落下物による事故、落雷、地震等による不慮の死亡

その他及び不詳の外因死

9 自殺	…………	死亡者自身の故意の行為に基づく死亡で、手段、方法を問わない
10 他殺	…………	他人の加害による死亡で手段、方法を問わない
11 その他及び不詳の外因	…………	刑の執行、戦争行為による死亡及び外因死であることは明確であるが不慮の外因死か否かの判別がつかない場合

12 不 詳 の 死	…………………	病死及び自然死か外因死か不詳の場合

診断書記入マニュアル」より)になります。

　死の分類を理解するには死亡診断書等の記載マニュアルが適切と言えますので、以下に掲載しておきます。

〈作成にあたっての留意事項〉(厚労省医政局政策統括官　死亡診断書(死体検案書)記入マニュアル、平成30年2月22日発行より抜粋)

(1) 一般的事項

① 字は楷書ではっきりと書き、番号が付された選択肢を選ぶ場合は、該当する数

字を○で囲みます。

② 標題は、「死亡診断書（死体検案書）」とあるうち、不要なものを二重の横線で消します。

　※この場合は、選択の意味であり押印の必要はありません。

③ 標題と同様に「診断（検案）年月日」等について、診断、検案のいずれか不要なものを二重の横線で消します。

　※この場合は、選択の意味であり、押印の必要はありません。

④ 時、分の記入に当たっては、夜の12時は「午前0時」、昼の12時は「午後0時」と記入します。

⑤ 傷病名、手術における主要所見、外因死の追加事項中の手段及び状況等の事項については、次ページからの留意事項に沿ってできるだけ詳しく記入します。

⑥ 書式欄内に記入した内容の訂正は、医師の氏名欄に押印がある場合は訂正箇所に訂正印を押し、署名のみの場合は訂正の箇所に署名します。

(2) 氏名・性・生年月日

① 生年月日が不詳の場合でも、年齢が推定できる場合は、推定年齢をカッコを付して記入します。生まれてから30日以内に死亡したときは、出生の時刻も記入します。

(3) 死亡したとき

① 死亡した年、月、日を記入し、午前か午後のいずれかを○で囲み、時、分を記入します。

② 「死亡したとき」は、死亡確認時刻ではなく、死亡時刻を記入します。

③ 「死亡したとき」の一部が不明の場合でも、分かる範囲で記入します。

死体検案によってできるだけ死亡時刻を推定し、その時刻を記入し、「時分」の余白に「（推定）」と記入します。または、一時点で明確に推定できない場合は、そのまま記入します。

④ 死亡年、月も全くわからない場合は、「時分」の右余白に「（不詳）」と記入します。

　(注)「臓器の移植に関する法律」の規定に基づき脳死判定を行った場合、脳死した者の死亡時刻は、第2回目の検査終了時となります。したがって、死亡した年、月、日及び時、分は、脳死判定に係る検査の第2回目の検査終了時刻を記入します。

死亡診断書（死体検案書）

この死亡診断書（死体検案書）は、我が国の死因統計作成の資料としても用いられます。楷書で、できるだけ詳しく書いてください。

氏　名		1男 2女	生年月日	明治　昭和 大正　平成　　　　年　　　月　　　日 生まれてから30日以内に死亡したときは生まれた時刻も書いてください	午前・午後　時　　分

← 生年月日が不詳の場合は、推定年齢をカッコを付して書いてください。

死亡したとき	平成　　　年　　　月　　　日　　午前・午後　　　時　　　分

← 夜の12時は「午前0時」、昼の12時は「午後0時」と書いてください。

死亡したところ及びその種別	死亡したところの種別	1病院 2診療所 3介護医療院・介護老人保健施設 4助産所 5老人ホーム 6自宅 7その他
	死亡したところ	番　地 番　　　号
	（死亡したところの種別1〜5）施設の名称	（　　　　　　　　　）

← 「5老人ホーム」は、養護老人ホーム、特別養護老人ホーム、軽費老人ホーム及び有料老人ホームをいいます。

← 死亡したところの種別で「3介護医療院・介護老人保健施設」を選択した場合は、施設の名称に続けて、介護医療院、介護老人保健施設の別をカッコ内に書いてください。

死亡の原因	I	（ア）直接死因		発病（発症）又は受傷から死亡までの期間
		（イ）（ア）の原因		◆年、月、日等の単位で書いてください ただし、1日未満の場合は、時、分等の単位で書いてください（例：1年3ヵ月、5時間20分）
		（ウ）（イ）の原因		
		（エ）（ウ）の原因		
	II	直接には死因に関係しないがI欄の傷病経過に影響を及ぼした傷病名等		

◆I欄、II欄ともに疾患の終末期の状態としての心不全、呼吸不全は書かないでください

◆I欄では、最も死亡に影響を与えた傷病名を医学的因果関係の順番で書いてください

◆I欄の傷病名の記載は各欄一つにしてください

ただし、欄が不足する場合は（エ）欄に残りを医学的因果関係の順番で書いてください

← 傷病名等は、日本語で書いてください。I欄では、各傷病について発病の型（例：急性）、病因（例：病原体がん）、部位（例：胃噴門部がん）、性状（例：病理組織型）等もできるだけ書いてください。

← 妊娠中の死亡の場合は「妊娠満何週」、また、分娩中の死亡の場合は「妊娠満何週の分娩中」と書いてください。産後42日未満の死亡の場合は「妊娠満何週産後満何日」と書いてください。

手術	1無 2有	部位及び主要所見	手術年月日	平成 昭和　　年　　月　　日
解剖	1無 2有	主要所見		

← I欄及びII欄に関係した手術について、術式又はその診断名と関連のある所見等を書いてください。紹介状や伝聞等による情報についてもカッコを付して書いてください。

死因の種類	1 病死及び自然死
	外因死 ─ 不慮の外因死 ｛2 交通事故 3 転倒・転落 4 溺水 5 煙、火災及び火焔による傷害 6 窒息 7 中毒 8 その他｝ その他及び不詳の外因死 ｛9 自殺 10 他殺 11 その他及び不詳の外因｝
	12 不詳の死

← 「2交通事故」は、事故発生からの期間にかかわらず、その事故による死亡が該当します。

← 「5煙、火災及び火焔による傷害」は、火災による一酸化炭素中毒、窒息等も含まれます。

外因死の追加事項	傷害が発生したとき	平成・昭和　　年　　月　　日　午前・午後　時　　分	傷害が発生したところ	都道府県 市区郡町村
	傷害が発生したところの種別	1住居 2工場及び建築現場 3道路 4その他（　　）		
	手段及び状況			

◆伝聞又は推定情報の場合でも書いてください

← 「1住居」とは、住宅、庭等をいい、老人ホーム等の居住施設は含まれません。

← 傷害がどういう状況で起こったかを具体的に書いてください。

生後1年未満で病死した場合の追加事項	出生時体重 グラム	単胎・多胎の別 1単胎 2多胎（子中第　子）	妊娠週数 満　　週
	妊娠・分娩時における母体の病態又は異状 1無 2有〔　　〕 3不詳	母の生年月日 昭和 平成　　年　月　日	前回までの妊娠の結果 出生児　　　人 死産児　　　胎 （妊娠満22週以後に限る）

← 妊娠週数は、最終月経、基礎体温、超音波測定等により推定し、できるだけ正確に書いてください。

← 母子健康手帳等を参考に書いてください。

その他特に付言すべきことがら

上記のとおり診断（検案）する	診断（検案）年月日　平成　　年　　月　　日
	本診断書（検案書）発行年月日　平成　　年　　月　　日

病院、診療所、介護医療院若しくは介護老人保健施設等の名称及び所在地又は医師の住所	番地 番　　　号
（氏名）　医師	印

(4) 死亡したところ及びその種別

　死亡したところの種別を選択し、その住所（ところ）を記入します。さらに、死亡したところの種別が 1 ～ 5 の場合は、施設の名称を記入します。7 は、山や川、路上など 1 ～ 6 以外の場合に記入します。なお、死亡したところが明らかでない場合は、死体が発見された場所（漂着した場所等）を記入するとともに、その状況を「その他特に付言すべきことがら」欄に記入します。

(5) 死亡の原因

　厚生労働省大臣官房統計情報部では、「死亡の原因」欄の記載内容を基に世界保健機関（WHO）が示した原死因選択ルールにしたがって、「原死因」を確定し、死因統計を作成しています。

○一般的注意

① 　傷病名、部位、所見等は判読が困難であったり、他の傷病名と誤読することのないよう日本語ではっきりと、楷書で正確に記入します。

② 　傷病名は、医学界で通常用いられているものを記入し、略語やあまり使用されていない医学用語は避けるようにします。

（例）死亡したとき　　平成　　年　　月　　日　午前・午後　　時　　分（不詳）

（例）死亡したとき　　平成　年　月　日　午前・午後　時　分死後 1 年～ 2 年

　「5　老人ホーム」とは、養護老人ホーム、特別養護老人ホーム、軽費老人ホーム及び有料老人ホームをいいます。

　「6　自宅」には、グループホーム、サービス付き高齢者向け住宅を含みます。

・誤読されやすい例

　　腎　　胃　　肝　　肺　　腫　　膵　　腹　　腸　　瘤　　癌

・避けるべき略語の例

AMI　→　急性心筋梗塞

SAH　→　くも膜下出血

③ 　Ⅰ欄、Ⅱ欄ともに疾患の終末期の状態としての心不全、呼吸不全等は書かないようにします。

　　（注）疾患の終末期の状態としての心不全、呼吸不全の記入を控えるのは、WHOが疾患の終末期の状態としての心停止あるいは呼吸停止が生じたことをもって、心不全、呼吸不全等と記入することを正しい死亡原因の記入方法ではないとして

いること、また、その記入によって、死亡診断書を基に作成される我が国の死因統計が不正確になることからです。

なお、疾患の終末期の状態としてではなく、明らかな病態としての心不全、呼吸不全を記入することは何等問題ありません。

④ 死因としての「老衰」は、高齢者で他に記載すべき死亡の原因がない、いわゆる自然死の場合のみ用います。ただし、老衰から他の病態を併発して死亡した場合は、医学的因果関係に従って老衰も記入することになります。

○Ⅰ欄

最も死亡に影響を与えた傷病名を医学的因果関係の順番に記入します。

① 直接の死亡の原因となった傷病名等を（ア）欄に、（ア）欄の原因となる傷病名等があれば（イ）欄に、（イ）欄の原因となる傷病名等があれば（ウ）欄に記入します（次ページのⅠ欄の記載方法参照）。

「多臓器不全」や「出血性ショック」「薬物中毒ショック」「CO_2 ナルコーシス」「窒息」等についても原因となる傷病名等があれば記入します。

② 各欄には、原則一つの傷病名のみを記入します。欄が不足する場合には、（エ）欄に死亡に近い原因から医学的因果関係が分かるように記入します。

ただし、独立した（原発性）多発部位の悪性新生物がいずれも直接の死亡原因となった場合には、同一欄に複数の悪性新生物を併記し、すべてに原発性を明記します（同一欄に複数の傷病名を併記する場合は、傷病名と傷病名との間に読点（、）を打ちます）。また、悪性新生物の転移で死亡した場合は、転移先の悪性新生物を転移性と記入し、原発性の悪性新生物が最下欄になるように記入します。

③ 傷病名ではない「寝たきり」や「交通事故」「転倒」等の記入は避けるようにします。

④ 各傷病名等については、分かる範囲で発症の型、病因、部位、性状等も書くようにします。特に悪性新生物については、原発、転移の別、病理組織型、部位を分かる範囲で記入します。

（例）死因分類が変わるものがあるため、下記の点に注意して記入します。

⑤ 具体的な傷病名等が分からない場合は、「死亡の原因」欄に「詳細不明」または「不詳」と記入し、死因欄は空欄としないようにします。なお、外因による死亡またはその疑いのある場合には、異状死体として 24 時間以内に所轄警察署に届出が必要となります。

○Ⅱ欄

　直接には死因に関係していないが、Ⅰ欄の傷病等の経過に影響を及ぼした傷病名等があれば記入します。

①　妊産婦が死亡した場合

　※妊娠週数は満○○週で計算します。

②　出産後の死亡の場合

　出産後の日数は満○日で計算します（出産当日は満ゼロ日として取扱います）

③　低出生体重児（2500ｇ未満）の場合「低出生体重時」と記入します。ただし、低出生体重児であることが死亡原因と直接関係があるときは、Ⅰ欄に詳しく記入します。

○発病（発症）又は受傷から死亡までの期間

①　Ⅰ欄の ア、イ、ウ、エ欄及びⅡ欄に記入された傷病名等について、それぞれ発病（発症）又は受傷から死亡までの期間を記入します。

②　年、月、日等の単位で記入します。ただし、その期間が１日未満の場合は、時間、分の単位で記入します。（発症日付を記入しないよう注意すること。）

③　死亡の原因となる傷病について、一時的に治癒したものであっても、死亡の原因に関係があれば治癒前の発病（発症）又は受傷から死亡までの期間を記入します。期間が不明の場合は、「不明」又は「不詳」と記入し、空白は避けてください。

○手術

①　Ⅰ欄及びⅡ欄の傷病名等に関係のある手術についてのみ記入します。

②　手術を実施した場合は、2を○で囲み、術式及び診断名と関連のある所見（病変の部位、性状、広がり等）を分かる範囲で記入します。

③　該当する手術が複数行われた場合は、それぞれ記入します。

④　手術中（後）に明らかになった診断名や部位等についても、Ⅰ欄、Ⅱ欄の記載内容に反映させます。紹介状や伝聞等による情報についても必要に応じて記入します。

○手術年月日

①　手術した年月日を記入します。該当する手術が複数行われた場合は、それぞれ

記入します。

○解剖

　解剖を実施した場合は、2を○で囲み、Ⅰ欄、Ⅱ欄の傷病名等に関連のある解剖の主要所見（病変の部位、性状、広がり等）を記入します。

(6) 死因の種類

　この欄は、死因の種類として該当するものを一つ○で囲みます。自殺の場合は、手段の如何によらず「9自殺」を○で囲みます。例えば首つりによる自殺は、「6窒息」ではなく、「9自殺」、ガス中毒による自殺は「7中毒」ではなく「9自殺」になるため注意してください。なお、死因の種類が「外因死」の場合は、「外因死の追加事項」欄にその状況を必ず記入します。

○疾病と外因がともに死亡に影響している場合の取扱い

　最も死亡に近い原因から、医学的因果関係のある限りさかのぼって疾病か外因かで判断します。

　直接死因が疾病であっても、直接死因に影響を及ぼした損傷等があると判断される場合は、その損傷名等についても記載します。「病死及び自然死」か「外因死」かを判断できない場合は、「12 不詳の死」として取扱い、書式下部の「その他特に付言すべきことがら」欄に詳しくその状況を記入します。

(7) 外因死の追加事項

　この欄は、「死因の種類」欄で、2〜11が○で囲まれている場合に記入します。なお、「1　病死及び自然死」の場合でも「死亡の原因」欄に損傷名等を記入した場合は、「外因死の追加事項」欄も外因の状況等を可能な限り具体的に記入します。また、この欄への記入に当たっては、伝聞、推定情報の場合でも記入することになります。

①　傷害が発生したとき ‥‥‥‥‥‥ 発生時期が明確でない場合は、推定時刻を記入します。

②　傷害が発生したところの種別 ‥‥ 住居、工場及び建築現場、道路の場合は、1〜3の該当する番号を○で囲み、それ以外の場合は、4を○で囲み（　　）内に具体的に記入します。

○傷害が発生したところの区分

　　1　住居（自宅か否かにはかかわりません）

　　　住宅、アパート等の居住地及び私有地としての中庭、車庫等をいいます。な
　　お、老人福祉施設、寄宿舎、病院、母子生活支援施設等の居住施設は、「4　そ
　　の他」として、（　）にその種類を記入します。

　　2　工場及び建築現場

　　　工場、建築現場、発電所、鉱山等をいい、その敷地内も含まれます。

　　3　道路

　　　道路（公道・私道を問いません）、歩道、ハイウェイをいいます。

　　4　その他

　　　1〜3以外の場所をいい、（　）内には、学校、映画館、体育館、デパート、
　　ホテル、駅、農地、海、川等の具体的な場所を記入します。

③　傷害が発生したところ・・・都道府県名及び市区町村名を記入します。

④　手段及び状況・・・・・・・・・・・その傷害がどのような状況で起こったかを、必要な
情報を参考に可能な限り具体的に記入します。

(8) 生後1年未満で病死した場合の追加事項

　この欄は、「母子健康手帳」等を参考にして記入します。

①　出生時体重・・・・・・・・・・・・死亡した子の出生時体重を記入します。なお、体重
が不明な場合は、不明と記入します。

②　単胎・多胎の別・・・・・・・・死亡した子の出生時の状況を記入します。単胎分娩
の場合には、1を○で囲み、多胎の場合は2を○で囲んだ上で、何子中、第何子であっ
たかを（　）内に記入します。

③　妊娠週数・・・・・・・・・・・・・・・死亡した子が妊娠満何週で生まれたかを記入しま
す。

④　妊娠・分娩時における母体の病態又は異状・・・・・・・・死亡原因が、母の妊娠中や分
娩時の病態又は異状（外因等）にある場合には、2を○で囲み〔　〕内にその病態
又は異状を記入します。

⑤　前回までの妊娠の結果・・・・・・・・死亡した子の母の、前回までの妊娠の結果につい
て、出生した子の数と死産した児の数を記入します。いずれにも該当しない場合は
「0」と記入します。なお、死産児については、妊娠満22週以後の場合のみ対象と
なります。

(9) その他特に付言すべきことがら

　この欄には、各事項に補足すべき内容がある場合のみ記入します。

(10) 「診断（検案）年月日」等

① 標題と同様に診断、検案のいずれか不要なものを二重の横線で消します。この場合は、選択の意味であり、押印の必要はありません。

② 診断（検案）年月日と発行年月日をそれぞれ記入します。

③ 医師、歯科医師本人の署名がある場合は、押印の必要はありません。

　医業を行う上で旧姓又は通称を使用している場合は、氏名の欄にそれらを記載することは、差し支えありません。

〈その他の留意事項〉

(1) 人口動態調査への協力について

　人口動態調査は、市区町村において各届書及び死亡診断書等に基づいて調査票が作成され、保健所、都道府県で調査票の審査が行われ、厚生労働省で人口動態統計として取りまとめられています。

　正確な統計を作成するためには、調査票が正しく記載されることが前提となりますので、必要に応じて死亡診断書（死体検案書）を交付された医師、歯科医師の皆様に保健所、都道府県から照会（電話等による）し、確認させていただくことがあります。御面倒でも、その際には御協力をよろしくお願いいたします。

(2) 死亡診断書（死体検案書）の取扱いについて

　死亡診断書（死体検案書）は、死亡届を行う際の添付書類として重要なものであり、死亡診断書（死体検案書）に記載されている事項は、個人の秘密に関わるものですので、交付の際には、その取扱いについて十分な配慮をお願いいたします。また、遺族から徴収する検案料については、実費を勘案して適正な額として下さい。なお、死亡診断書（死体検案書）を作成後、傷病名等の変更があった場合は、すみやかに最寄りの市区町村窓口に、お申し出ください。

Q2-9 ●実務に役立つ・ポイント解説超入門
中央社会保険医療協議会（中医協）

　いわゆる、「中医協」と呼ばれている組織の正式名称が、中央社会保険医療協議会です。診療報酬改定などについて審議する機関であり、厚生労働省の諮問機関になります。

　中医協は社会保険医療協議会法により設定されています。この中医協には支払側委員・診療側委員・公益委員が選出されており、任期は2年となっています。毎年半数の委員の改選が行われています。各委員の人数は、従来、診療側8名・支払側8名・公益4名の計20名で構成していましたが、2006年の関連法改正により、診療側7名・支払側7名・公益6名の20名体制となっています。この委員人数の変更は中医協汚職事件が発端になっていると言えます。

　従来の中医協は日本医師会の発言力が強く、診療報酬改定に大きな影響力を持っていたと言えますが、汚職事件以降、このような体制にメスが入り、診療報酬改定に対しての中医協の影響力は弱まり、診療報酬改定は社会保障審議会の医療部会と医療保険部会が決めることとなり、中医協の役割としては基本方針で決められた方針に則り、具体的な点数の改定を担当する機関へと変化していきました。ここでいう社会保障審議会とは、厚生労働省法で定められている審議会の中の一つであることを指しています。従前の方法では、中医協の影響力が強く、利害関係者の中で決定されているイメージが強く、透明性のある組織とシステムに変更されたと言えます。また、上記委員以外にも専門委員と呼ばれる委員も10人以内で置くことが認められています。このような改変につながった中医協汚職事件は下記のような内容になります。中医協は医療機関で勤務する事務職員にとっては関係の深い機関であるため、どのような組織でどのような業務を担当しているのか理解しておきましょう。

【参考資料（厚生労働省の資料より）】
・中医協汚職事件
　中医協を巡る贈収賄事件について（概要）
1　経緯

平成１６年４月１４日　委員等の逮捕

　　　　　５月　４日　起訴

　　　　　５月１０日　加藤前委員を除く６人を再逮捕

　　　　　５月３１日　再逮捕者について追起訴

2　逮捕・起訴された委員等

(収賄側)

　・下村　健　中医協前支払側委員　(任期：H6.4.12 ～ H15.9.11)

　・加藤勝敏　中医協前支払側委員　(退任日：H16.4.27)

(贈賄側)

　・臼田貞夫　日本歯科医師会前会長

　・内田裕丈　日本歯科医師会前常務理事

　・梅田昭夫　日本歯科医師会元専務理事

　・平井泰征　中医協前診療側委員　(退任日：H16.4.22)

　・誉田雄一郎　中医協前診療側委員　(退任日：H16.4.22)

3　起訴事実の概要

　平成１４年診療報酬改定における「かかりつけ歯科医初診料」の算定要件の緩和及び平成１６年診療報酬改定における「かかりつけ歯科医再診料」の単価の引上げに係る贈収賄

○臼田被告ら贈賄側は、上記算定要件の緩和及び単価の引上げに賛成してほしいとの趣旨のもとに、贈賄を行った。

○収賄側は、このような趣旨のもとに供与されるものであることの情を知りながら、金品を受領した。

○収賄側から、中医協において、上記のような改定を行うことについて、これを容認する発言が得られたことや、これに異論や反論が出されなかったことにより、当該改定が実現した。

4　公判の状況

○贈賄(平成１６年５月４日起訴、５月３１日追起訴)

被告人氏名	公判の状況
臼田　貞夫(前日歯会長)	公判中(起訴事実を認める

内田　裕丈（前日歯常務理事）	公判中（起訴事実を認める）
梅田　昭夫（元日歯専務理事）	有罪確定（懲役1年、執行猶予3年）
平井　泰征（前中医協委員・前日歯常務理事）	有罪確定（懲役1年、執行猶予3年）
譽田　雄一郎（前中医協委員・前福島県歯会長）	公判中（起訴事実を否認、無罪を主張）

○収賄（平成16年5月4日起訴、5月31日追起訴）

被告人氏名	公判の状況
下村 健 （元中医協委員・元健保連副会長）	有罪確定　＊　単純収賄 （懲役2年6月執行猶予5年、追徴金629万円）
加藤 勝敏 （元中医協委員・元連合副会長）	有罪確定　＊　単純収賄 （懲役1年、執行猶予3年、追徴金146万円）

※ 地裁における公判が終了した梅田・平井両被告（贈賄側）、下村・加藤両被告（収賄側）は、いずれも控訴していない。

Q2-10 ●実務に役立つ・ポイント解説超入門
ターミナルケア

　終末期医療のことをターミナルケアと呼んでいます。がんなどにより、治療による回復が見込めないようなケースにおいて、肉体や精神の苦痛を軽減することにより、終末期の生活の質を向上させる目的で行われる医療的な措置のことになります。

　ターミナルケアを受けることができる施設としては、病院のホスピスが挙げられます。しかし病院でターミナルケアを受ける場合は、がん患者か後天性免疫不全症候群の患者に限定されていますので、該当しない場合は保険扱いでターミナルケアを受けることができません。

　介護施設においては、特別養護老人ホームや有料老人ホーム、介護老人保健施設等においてターミナルケアを受けることができます。医療においては病院より体制が弱いと言えますが、介護体制は万全であり、生活面では大きなメリットになると言えます。

　施設以外では在宅でのターミナルケアもあります。費用的な面ではメリットも多くなりますが、ケアを行う人が必要になり、少なからず家族

等の負担になる可能性があります。介護保険の居宅サービスなども活用することで、この辺りの負担を軽減することができますので、ケアマネジャー等に相談することをお勧めします。ターミナルケアについては、診療報酬において設定されている代表的な項目は下記になります。(令和2年11月現在)

【緩和ケア診療加算（診療報酬入院基本料等加算より抜粋)】

通知

（1）当該加算は、一般病床に入院する悪性腫瘍、後天性免疫不全症候群又は末期心不全の患者のうち、疼痛、倦怠感、呼吸困難等の身体的症状又は不安、抑うつなどの精神症状を持つ者に対して、当該患者の同意に基づき、症状緩和に係るチーム（以下「緩和ケアチーム」という。）による診療が行われた場合に算定する。

（2）末期心不全の患者とは、以下のアからウまでの基準及びエからカまでのいずれかの基準に該当するものをいう。

   ア　心不全に対して適切な治療が実施されていること。

   イ　器質的な心機能障害により、適切な治療にかかわらず、慢性的にNYHA重症度分類IV度の症状に該当し、頻回又は持続的に点滴薬物療法を必要とする状態であること。

   ウ　過去1年以内に心不全による急変時の入院が2回以上あること。なお、「急変時の入院」とは、患者の病状の急変等による入院を指し、予定された入院は除く。

   エ　左室駆出率が20％以下であること。

   オ　医学的に終末期であると判断される状態であること。

   カ　エ又はオに掲げる状態に準ずる場合であること。

（3）緩和ケアチームは、身体症状及び精神症状の緩和を提供することが必要である。緩和ケアチームの医師は緩和ケアに関する研修を修了した上で診療に当たること。ただし、後天性免疫不全症候群の患者を診療する際には当該研修を修了していなくても当該加算は算定できる。

（4）緩和ケアチームは初回の診療に当たり、当該患者の診療を担う保険医、看護師及び薬剤師などと共同の上別紙様式3又はこれに準じた緩和ケア診療実施計画書を作成し、その内容を患者に説明の上交付するとともに、その写しを診療録等に添付すること。

（5）当該加算を算定する患者については入院精神療法の算定は週に1回までとす

る。

（6）1日当たりの算定患者数は、1チームにつき概ね30人以内とする。ただし、「注2」に規定する点数を算定する場合は、1日当たりの算定患者数は、1チームにつき概ね15人以内とする。

（7）症状緩和に係るカンファレンスが週1回程度開催されており、緩和ケアチームの構成員及び必要に応じて、当該患者の診療を担当する保険医、看護師などが参加している。

（8）「注2」に規定する点数は、「基本診療料の施設基準等」別表第六の二に掲げる地域に所在する保険医療機関（特定機能病院、許可病床数が400床以上の病院、DPC対象病院及び一般病棟入院基本料に係る届出において急性期一般入院料1のみを届け出ている病院を除く。）の一般病棟において、算定可能である。なお、「基本診療料の施設基準等及びその届出に関する手続きの取扱いについて」別添2「入院基本料等の施設基準等」第5の6の規定により看護配置の異なる病棟ごとに一般病棟入院基本料の届出を行っている保険医療機関においては、一般病棟入院基本料（急性期一般入院料1を除く。）を算定している病棟で当該点数を算定できる。

（9）「注4」に規定する点数は、緩和ケア診療加算を算定している患者について、緩和ケアチームに管理栄養士が参加し、個別の患者の症状や希望に応じた栄養食事管理を行った場合に算定する。

（10）「注4」に規定する点数を算定する場合は、緩和ケア診療実施計画に基づき実施した栄養食事管理の内容を診療録等に記載又は当該内容を記録したものを診療録等に添付すること。

Q2-11 ●実務に役立つ・ポイント解説超入門
クリティカルパス

　クリティカルパスとは、医師や看護師などの専門知識を有している者が、患者にとって最善の医療を提供するために作成する計画書のことを言います。

　元々は、企業などの生産やプロジェクトを効率よく行うために、業務を効率化して管理することを目的として開発されたものになりますが、その手法を医療分野にも取り入れたものをクリティカルパスと呼んでい

ます。

　各医療機関では、各疾患に対してクリティカルパスを作成しています。多くの場合は医療従事者用と患者説明用が作成されています。ただし、このクリティカルパスは同じ疾患であっても、全て標準化した計画が適切だとは言えませんので、患者の疾患の状況によって修正を加える必要があります。クリティカルパスは入院において治療を行う場合は、入院診療計画書等の名称で患者に説明されることになります。

　診療報酬上では、入院から7日以内に入院診療計画書を作成し、文書により交付し説明することが必要になっています。診療報酬における入院診療計画書については下記の通りです。

【「保医発0305第2号令和2年3月5日 基本診療料の施設基準等及びその届出に関する手続きの取扱いについて」より抜粋】

1　入院診療計画の基準

（1）当該保険医療機関において、入院診療計画が策定され、説明が行われていること。

（2）入院の際に、医師、看護師、その他必要に応じ関係職種が共同して総合的な診療計画を策定し、患者に対し、別添6の別紙2又は別紙2の3を参考として、文書により病名、症状、治療計画、検査内容及び日程、手術内容及び日程、推定される入院期間等について、入院後7日以内に説明を行うこと。ただし、高齢者医療確保法の規定による療養の給付を提供する場合の療養病棟における入院診療計画については、別添6の別紙2の2を参考にすること。なお、当該様式にかかわらず、入院中から退院後の生活がイメージできるような内容であり、年月日、経過、達成目標、日ごとの治療、処置、検査、活動・安静度、リハビリ、食事、清潔、排泄、特別な栄養管理の必要性の有無、教育・指導（栄養・服薬）・説明、退院後の治療計画、退院後の療養上の留意点が電子カルテなどに組み込まれ、これらを活用し、患者に対し、文書により説明が行われている場合には、各保険医療機関が使用している様式で差し支えない。

（3）入院時に治療上の必要性から患者に対し、病名について情報提供し難い場合にあっては、可能な範囲において情報提供を行い、その旨を診療録に記載すること。

（4）医師の病名等の説明に対して理解できないと認められる患者（例えば小児、

意識障害患者）については、その家族等に対して行ってもよい。

（5）説明に用いた文書は、患者（説明に対して理解できないと認められる患者については、その家族等）に交付するとともに、その写しを診療録に添付するものとする。

（6）入院期間が通算される再入院の場合であっても、患者の病態により当初作成した入院診療計画書に変更等が必要な場合には、新たな入院診療計画書を作成し、説明を行う必要がある。

Q2-12 ●実務に役立つ・ポイント解説超入門 在宅療養支援医療機関

　昨今の医療体制は従来の外来、入院に加えて在宅医療についてもかなり普及が進んでいます。在宅医療は第三の医療として今後の機能が期待されています。このような在宅診療を担当するのが在宅療養支援医療機関となり、在宅療養支援病院や在宅療養支援診療所があります。

　今後、地域医療を担っていく上で、在宅医療は避けては通れない分野であると言えます。特に診療所では、かかりつけ医制度などの拡大の影響もあり、担当している患者の高齢化が進み、通院が困難になるケースも出てきます。

　このような患者からは、在宅診療に移行する上で、継続的に診療を担当してくれている医師に、引き続き診療をして欲しいとの希望もあることから、何かしらの形で訪問診療に対応する必要が生じてくることが予想されます。

　しかしながら、在宅療養支援を担当する医療機関になるには、様々な施設基準をクリアすることが必要となり、特に難しいのが夜間の対応になります。在宅療養支援医療機関になるには、24時間365日連絡が取れる体制で、必要に応じて往診等の対応ができることが施設基準でも定められています。通常の小規模な医療機関の場合は、院長が1名で日中の診療を担当しており、夜間も必要に応じて訪問診療等が発生することになると、体力的にも継続していくことが困難になります。したがって、院長以外の医師の確保も必要になります。

また、夜間等のコールについては、ファーストコールは看護師が担当していることが多く、診療所の固定電話を転送したり、夜間連絡先として携帯電話等を患者に告知していることから、在宅でファーストコールに対応してもらうことになります。この場合は、夜間に対応する看護師の確保も必要になります。また、在宅療養支援診療所については、機能強化型として基準を満たしている場合は、診療報酬的にも優遇されていることから、このような条件もクリアしていくことも視野に入れておくことが必要になっていきます。

　なかなか従来の診療所体制からはハードルが高い基準になりますが、在宅医療についての取り組みは検討する時期にあると言えます。下記は在宅療養支援病院の施設基準になります。

【在宅療養支援病院の施設基準】
　次のいずれかに該当するものであること。
（1）次のいずれの基準にも該当するものであること。
イ　保険医療機関である病院であって、許可病床数が二百床（基本診療料の施設基準等の別表第六の二に掲げる地域に所在する保険医療機関にあっては二百八十床）未満のもの又は当該病院を中心とした半径四キロメートル以内に診療所が存在しないものであること。
ロ　在宅医療を担当する常勤の医師が三名以上配置されていること。
ハ　当該病院において、二十四時間連絡を受ける担当者をあらかじめ指定し、その連絡先を文書で患家に提供していること。
ニ　当該病院において、患家の求めに応じて、二十四時間往診が可能な体制を確保し、往診担当医の氏名、担当日等を文書により患家に提供していること。
ホ　往診担当医は、当該保険医療機関の当直体制を担う医師とは別の者であること。
ヘ　当該病院において、又は訪問看護ステーションとの連携により、患家の求めに応じて、当該病院の保険医の指示に基づき、二十四時間訪問看護の提供が可能な体制を確保し、訪問看護の担当者の氏名、担当日等を文書により患家に提供していること。
ト　当該病院において、緊急時に在宅での療養を行っている患者が入院できる病床を常に確保していること。
チ　訪問看護ステーションと連携する場合にあっては、当該訪問看護ステーション

が緊急時に円滑な対応ができるよう、あらかじめ患家の同意を得て、その療養等に必要な情報を文書で当該訪問看護ステーションに提供できる体制をとっていること。

リ　患者に関する診療記録管理を行うにつき必要な体制が整備されていること。

ヌ　当該地域において、他の保健医療サービス及び福祉サービスとの連携調整を担当する者と連携していること。

ル　定期的に、在宅看取り数等を地方厚生局長等に報告していること。

ヲ　緊急の往診及び在宅における看取り等について、相当の実績を有していること。

（2）他の保険医療機関（診療所又は許可病床数が二百床（基本診療料の施設基準等の別表第六の二に掲げる地域に所在する保険医療機関にあっては二百八十床）未満の病院に限る。）と地域における在宅療養の支援に係る連携体制を構築している病院であって、次のいずれの基準にも該当するものであること。

イ　保険医療機関である病院であって、許可病床数が二百床（基本診療料の施設基準等の別表第六の二に掲げる地域に所在する保険医療機関にあっては二百八十床）未満のものであること。

ロ　当該病院及び当該連携体制を構成する他の保険医療機関において、在宅医療を担当する常勤の医師が合わせて三名以上配置されていること。

ハ　当該連携体制を構成する他の保険医療機関との連携により、二十四時間連絡を受ける担当者をあらかじめ指定し、その連絡先を文書で患家に提供していること。

ニ　当該連携体制を構成する他の保険医療機関との連携により、患家の求めに応じて、二十四時間往診が可能な体制を確保し、往診担当医の氏名、担当日等を文書により患家に提供していること。

ホ　往診担当医は、当該保険医療機関の当直体制を担う医師とは別の者であること。

ヘ　当該病院において、又は当該連携体制を構成する他の保険医療機関若しくは訪問看護ステーションとの連携により、患家の求めに応じて、当該病院の保険医の指示に基づき、二十四時間訪問看護の提供が可能な体制を確保し、訪問看護の担当者の氏名、担当日等を文書により患家に提供していること。

ト　当該病院において、緊急時に在宅での療養を行っている患者が入院できる病床を常に確保していること。

チ　連携する保険医療機関又は訪問看護ステーションにおいて緊急時に円滑な対応ができるよう、あらかじめ患家の同意を得て、その療養等に必要な情報を文書で当該保険医療機関又は訪問看護ステーションに提供できる体制をとっているこ

と。

リ　患者に関する診療記録管理を行うにつき必要な体制が整備されていること。

ヌ　当該地域において、他の保健医療サービス及び福祉サービスとの連携調整を担当する者と連携していること。

ル　定期的に、在宅看取り数等を地方厚生局長等に報告していること。

ヲ　緊急の往診及び在宅における看取り等について、当該連携体制を構成する他の保険医療機関と合わせて、相当の実績を有していること。

（3）次のいずれの基準にも該当するものであること。

イ　保険医療機関である病院であって、許可病床数が二百床（基本診療料の施設基準等の別表第六の二に掲げる地域に所在する保険医療機関にあっては二百八十床）未満のもの又は当該病院を中心とした半径四キロメートル以内に診療所が存在しないものであること。

ロ　当該病院において、二十四時間連絡を受ける担当者をあらかじめ指定し、その連絡先を文書で患家に提供していること。

ハ　当該病院において、患家の求めに応じて、二十四時間往診が可能な体制を確保し、往診担当医の氏名、担当日等を文書により患家に提供していること。

ニ　往診担当医は、当該保険医療機関の当直体制を担う医師とは別の者であること。

ホ　当該病院において、又は訪問看護ステーションとの連携により、患家の求めに応じて、当該病院の保険医の指示に基づき、二十四時間訪問看護の提供が可能な体制を確保し、訪問看護の担当者の氏名、担当日等を文書により患家に提供していること。

ヘ　当該病院において、緊急時に在宅での療養を行っている患者が入院できる病床を常に確保していること。

ト　訪問看護ステーションと連携する場合にあっては、当該訪問看護ステーションが緊急時に円滑な対応ができるよう、あらかじめ患家の同意を得て、その療養等に必要な情報を文書で当該訪問看護ステーションに提供できる体制をとっていること。

チ　患者に関する診療記録管理を行うにつき必要な体制が整備されていること。

リ　当該地域において、他の保健医療サービス及び福祉サービスとの連携調整を担当する者と連携していること。

ヌ　定期的に、在宅看取り数等を地方厚生局長等に報告していること。

Q2-13 ●実務に役立つ・ポイント解説超入門
特定機能病院

　平成4年7月に成立し、平成5年から施行された第二次医療法改定において医療施設機能の体系化が行われ特定機能病院が定められました。特定機能病院とは、「高度の医療の提供、高度の医療技術の開発及び高度の医療に関する研修を実施する能力等を備えた病院」とされています。令和元年6月現在で86病院が承認されています。多くは大学病院が承認を受けています。特定機能病院については、医療法に規定されていますが、条文は次の通りです。

第4条の2　病院であって、次に掲げる要件に該当するものは、厚生労働大臣の承認を得て特定機能病院と称することができる。

1　高度の医療を提供する能力を有すること。

2　高度の医療技術の開発及び評価を行う能力を有すること。

3　高度の医療に関する研修を行わせる能力を有すること。

4　医療の高度の安全を確保する能力を有すること。

5　その診療科名中に、厚生労働省令の定めるところにより、厚生労働省令で定める診療科名を有すること。

6　厚生労働省令で定める数以上の患者を入院させるための施設を有すること。

7　その有する人員が第22条の2の規定に基づく厚生労働省令で定める要件に適合するものであること。

8　第21条第1項第2号から第8号まで及び第10号から第12号まで並びに第22条の2第2号、第5号及び第6号に規定する施設を有すること。

9　その施設の構造設備が第21条第1項及び第22条の2の規定に基づく厚生労働省令並びに同項の規定に基づく都道府県の条例で定める要件に適合するものであること。

2　厚生労働大臣は、前項の承認をするに当たっては、あらかじめ、社会保障審議会の意見を聴かなければならない。

3　特定機能病院でないものは、これに特定機能病院又はこれに紛らわしい名称を付けてはならない。

（平4法89・追加、平11法160・平12法141・平23法105・平29法57・一部改正）

上記が条文になりますが、現在、特定機能病院として承認されているのは次頁の表の施設になります。

　これまでにも述べたように特定機能病院として承認を受けるためには条件をクリアする必要があります。

　下記が特定機能病院の承認要件になります。この中で医師の配置が通常の２倍程度ありますが、一般病院の場合は入院患者16人に対して１人以上の医師とされていますので、特定機能病院では、倍の入院患者８人に対して１人以上の医師の配置が必要となります。

　このような数値を見ても、かなりハードルが高い水準の体制等が求められていることがわかります。

○高度の医療の提供、開発及び評価、並びに研修を実施する能力を有すること

○他の病院又は診療所から紹介された患者に対し、医療を提供すること（紹介率50％以上、逆紹介率40％以上）

○病床数‥‥‥400床以上の病床を有することが必要

○人員配置

・医師‥‥通常の２倍程度の配置が最低基準。医師の配置基準の半数以上がいずれかの専門医。

・薬剤師‥‥入院患者数÷30が最低基準。（一般は入院患者数÷70）

・看護師等‥入院患者数÷2が最低基準。（一般は入院患者数÷3）

・管理栄養士１名以上配置。

○構造設備‥‥集中治療室、無菌病室、医薬品情報管理室が必要

○医療安全管理体制の整備

・医療安全管理責任者の配置

・専従の医師、薬剤師及び看護師の医療安全管理部門への配置

・監査委員会による外部監査

・高難度新規医療技術及び未承認新規医薬品等を用いた医療の提供の適否を決定する部門の設置

○原則定められた16の診療科を標榜していること

○査読のある雑誌に掲載された英語論文数が年70件以上あること等

特定機能病院の承認状況 - ①

	医療機関名	所在地	承認効力日	審議日
1	国立研究開発法人国立がん研究センター中央病院	東京都中央区築地5丁目1番1号	H5.9.1	H5.8.2
2	順天堂大学医学部附属順天堂医院	東京都文京区本郷3丁目1番3号	H5.12.1	H5.10.26
3	日本医科大学付属病院	東京都文京区千駄木1丁目1番5号	H5.12.1	H5.10.26
4	日本大学医学部附属板橋病院	東京都板橋区大谷口上町30番1号	H5.12.1	H5.10.26
5	東邦大学医療センター大森病院	東京都大田区大森西6丁目11番1号	H5.12.1	H5.11.26
6	久留米大学病院	福岡県久留米市旭町67番地	H5.12.1	H5.11.26
7	北里大学病院	神奈川県相模原市南区北里1丁目15番1号	H5.12.1	H5.11.26
8	聖マリアンナ医科大学病院	神奈川県川崎市宮前区菅生2丁目16番1号	H5.12.1	H5.11.26
9	東海大学医学部付属病院	神奈川県伊勢原市下糟屋143番地	H5.12.1	H5.11.26
10	近畿大学病院	大阪府大阪狭山市大野東377番地の2	H6.1.1	H5.12.8
11	自治医科大学附属病院	栃木県下野市薬師寺3311番地1	H6.1.1	H5.12.8
12	長崎大学病院	長崎県長崎市坂本1丁目7番1号	H6.1.1	H5.12.8
13	山口大学医学部附属病院	山口県宇部市南小串1丁目1番1号	H6.1.1	H5.12.8
14	高知大学医学部附属病院	高知県南国市岡豊町小蓮185番地1	H6.1.1	H5.12.8
15	秋田大学医学部附属病院	秋田県秋田市広面字蓮沼44番2	H6.1.1	H5.12.8
16	東京慈恵会医科大学附属病院	東京都港区西新橋3丁目19番18号	H6.2.1	H6.1.20
17	大阪医科大学附属病院	大阪府高槻市大学町2番7号	H6.2.1	H6.1.20
18	慶應義塾大学病院	東京都新宿区信濃町35番地	H6.2.1	H6.1.20
19	福岡大学病院	福岡県福岡市城南区七隈7丁目45番1号	H6.2.1	H6.1.20
20	愛知医科大学病院	愛知県長久手市岩作雁又1番地1	H6.2.1	H6.1.20
21	獨協医科大学病院	栃木県下都賀郡壬生町大字北小林880番地	H6.3.1	H6.2.17
22	埼玉医科大学病院	埼玉県入間郡毛呂山町毛呂本郷38番地	H6.3.1	H6.2.17
23	昭和大学病院	東京都品川区旗の台1丁目5番8号	H6.3.1	H6.2.17
24	兵庫医科大学病院	兵庫県西宮市武庫川町1番1号	H6.3.1	H6.2.17
25	金沢医科大学病院	石川県河北郡内灘町大字1丁目1番地	H6.4.1	H6.3.17
26	杏林大学医学部付属病院	東京都三鷹市新川6丁目20番2号	H6.4.1	H6.3.17
27	川崎医科大学附属病院	岡山県倉敷市松島577番地	H6.4.1	H6.3.17
28	帝京大学医学部附属病院	東京都板橋区加賀2丁目11番1号	H6.4.1	H6.3.17
29	産業医科大学病院	福岡県北九州市八幡西区医生ケ丘1番1号	H6.4.1	H6.3.17
30	藤田医科大学病院	愛知県豊明市沓掛町田楽ケ窪1番地98	H6.5.1	H6.4.12
31	東京医科歯科大学医学部附属病院	東京都文京区湯島1丁目5番45号	H6.7.1	H6.6.15
32	千葉大学医学部附属病院	千葉県千葉市中央区亥鼻1丁目8番1号	H6.7.1	H6.6.15
33	信州大学医学部附属病院	長野県松本市旭3丁目1番1号	H6.7.1	H6.6.15
34	富山大学附属病院	富山県富山市杉谷2630番地	H6.7.1	H6.6.15
35	神戸大学医学部附属病院	兵庫県神戸市中央区楠町7丁目5番2号	H6.7.1	H6.6.15
36	香川大学医学部附属病院	香川県木田郡三木町大字池戸1750-1	H6.7.1	H6.6.15
37	徳島大学病院	徳島県徳島市蔵本町2丁目50番1号	H6.8.1	H6.7.20
38	弘前大学医学部附属病院	青森県弘前市本町53番地	H6.8.1	H6.7.20
39	東北大学病院	宮城県仙台市青葉区星陵町1番1号	H6.8.1	H6.7.20
40	広島大学病院	広島県広島市南区霞1丁目2番3号	H6.8.1	H6.7.20
41	琉球大学病院	沖縄県中頭郡西原町字上原207番地	H6.8.1	H6.7.20
42	北海道大学病院	北海道札幌市北区北14条西5丁目	H6.10.1	H6.9.5
43	旭川医科大学病院	北海道旭川市緑が丘東2条1丁目1番1号	H6.10.1	H6.9.5

特定機能病院の承認状況 -②

	医療機関名	所在地	承認効力日	審議日
44	鳥取大学医学部附属病院	鳥取県米子市西町３６番地１	H6.10.1	H6.9.5
45	愛媛大学医学部附属病院	愛媛県東温市志津川454	H6.10.1	H6.9.5
46	宮崎大学医学部附属病院	宮崎県宮崎市清武町木原５２００番地	H6.10.1	H6.9.5
47	鹿児島大学病院	鹿児島県鹿児島市桜ケ丘8丁目３５番1号	H6.10.1	H6.9.5
48	山形大学医学部附属病院	山形県山形市飯田西２丁目２番２号	H6.11.1	H6.10.21
49	三重大学医学部附属病院	三重県津市江戸橋２丁目１７４番地	H6.11.1	H6.10.21
50	大阪大学医学部附属病院	大阪府吹田市山田丘２番１５号	H6.11.1	H6.10.21
51	岡山大学病院	岡山県岡山市北区鹿田町２丁目５番１号	H6.11.1	H6.10.21
52	大分大学医学部附属病院	大分県由布市挾間町医大ヶ丘１丁目１番地	H6.11.1	H6.10.21
53	福井大学医学部附属病院	福井県吉田郡永平寺町松岡下合月２３号３番地	H6.12.1	H6.11.21
54	新潟大学医歯学総合病院	新潟県新潟市中央区旭町通１番町７５４番地	H6.12.1	H6.11.21
55	国立大学法人金沢大学附属病院	石川県金沢市宝町１３番１号	H6.12.1	H6.11.21
56	熊本大学病院	熊本県熊本市中央区本荘１丁目１番１号	H6.12.1	H6.11.21
57	名古屋大学医学部附属病院	愛知県名古屋市昭和区鶴舞町６５番地	H7.2.1	H7.1.26
58	滋賀医科大学医学部附属病院	滋賀県大津市瀬田月輪町	H7.2.1	H7.1.26
59	京都大学医学部附属病院	京都府京都市左京区聖護院川原町５４番地	H7.2.1	H7.1.26
60	島根大学医学部附属病院	島根県出雲市塩冶町８９番1	H7.2.1	H7.1.26
61	山梨大学医学部附属病院	山梨県中央市下河東１１１０番地	H7.3.1	H7.2.20
62	浜松医科大学医学部附属病院	静岡県浜松市東区半田山1丁目２０番１号	H7.3.1	H7.2.20
63	佐賀大学医学部附属病院	佐賀県佐賀市鍋島５丁目１番１号	H7.3.1	H7.2.20
64	筑波大学附属病院	茨城県つくば市天久保２丁目１番地１	H7.4.1	H7.3.15
65	東京大学医学部附属病院	東京都文京区本郷７丁目３番１号	H7.4.1	H7.3.15
66	九州大学病院	福岡県福岡市東区馬出３丁目１番１号	H7.4.1	H7.3.15
67	防衛医科大学校病院	埼玉県所沢市並木３丁目２番地	H9.2.1	H9.1.22
68	岐阜大学医学部附属病院	岐阜県岐阜市柳戸１番1	H16.5.20	H16.5.17
69	公立大学法人横浜市立大学附属病院	神奈川県横浜市金沢区福浦３丁目９番地	H17.4.1	H17.3.30
70	関西医科大学附属病院	大阪府枚方市新町２丁目３番１号	H18.1.1	H17.12.13
71	公立大学法人福島県立医科大学附属病院	福島県福島市光が丘１番地	H18.4.1	H18.3.27
72	和歌山県立医科大学附属病院	和歌山県和歌山市紀三井寺８１１番地１	H18.4.1	H18.3.27
73	名古屋市立大学病院	愛知県名古屋市瑞穂区瑞穂町字川澄１番地	H18.4.1	H18.3.27
74	大阪市立大学医学部附属病院	大阪府大阪市阿倍野区旭町１丁目５番７号	H18.4.1	H18.3.27
75	奈良県立医科大学附属病院	奈良県橿原市四条町８４０番地	H19.4.1	H19.1.22
76	札幌医科大学附属病院	北海道札幌市中央区南１条西16丁目291番地	H19.4.1	H19.1.22
77	京都府立医科大学附属病院	京都府京都市上京区河原町通広小路上る梶井町465	H20.4.1	H20.3.27
78	東京医科大学病院	東京都新宿区西新宿６丁目７番１号	H21.2.1	H21.1.19
79	公益財団法人がん研究会有明病院	東京都江東区有明３丁目８番３１号	H23.10.1	H23.9.14
80	国立研究開発法人国立国際医療研究センター病院	東京都新宿区戸山１丁目２１番１号	H24.11.1	H24.9.28
81	静岡県立静岡がんセンター	静岡県駿東郡長泉町下長窪１００７番地	H25.4.1	H25.3.13
82	国立研究開発法人国立がん研究センター東病院	千葉県柏市柏の葉６丁目５番１号	H29.3.17	H29.3.1
83	地方独立行政法人大阪府立病院機構大阪国際がんセンター	大阪府大阪市中央区大手前３丁目１番６９号	H29.3.25	H29.2.22
84	群馬大学医学部附属病院	群馬県前橋市昭和町三丁目３９番１５号	H31.4.1	H31.3.18
85	国立研究開発法人国立循環器病研究センター	大阪府吹田市岸部新町６番１号	R1.7.1	R1.6.7
86	岩手医科大学附属病院	岩手県紫波郡矢巾町大字藤沢第１地割２番地1	R1.9.21	R1.6.7

パート3

保険関連のしくみと用語解説

Q3-1 医療保険制度

　病気やけがをした場合、誰もが等しく一定の医療を受けることができ ますが、これは全ての国民が何かしらの公的医療保険に加入しているか らです。誰もが一定水準以上の医療を低コストで受けられるために公的 医療保険制度があります。

●保険診療と自由診療

　国民皆保険制度下の日本では、国民は社会保険、国民健康保険のいず れかの医療保険の適用を受けています。このほかに、特定の病気を対象 とした公費医療があります。これらの公費医療もすべて医療保険に準じ て行われており、国民医療であり保険診療ということができます。

　この保険診療の範囲は、各種法律や規則で定められており、厚生労働 大臣が定めているもの以外は保険の適用を受けることができず、自由診 療になり、全額自己負担で賄うことになります。

　医療保険制度では、各々が持っている保険証を保険医療機関に提示す ることにより、実際の診療費の一部を負担することで保険診療を受ける ことができます。この際に保険医療機関に支払う費用を一部負担金と呼 んでおり、各々の保険証によって負担割合が定められています。多くの 場合は3割負担となります。なお、診療費全体が10割とすると、残り の7割は加入している医療保険の運営団体である保険者が支払うことに なります。例えば、社会保険に加入している本人が保険医療機関を受診 した場合の例は、次のようになります。

　診療費　＝　本人負担（一部負担金）＋保険負担（保険者負担）
　10,000円　＝　　　　　　　3,000円　　＋　　　　7,000円

　このように実際は10,000円の診療費がかかっていますが、3,000円 の自己負担で保険診療が受けられることになります。ただし、保険証を 忘れて医療機関に提示しなかった場合などは、全額自己負担になり、後 日、各自が保険者に領収書を提示するなど申請することによって、償還 払いとして一部負担金を除いた部分の返金を受けることになります。ま た、健康診断などは保険診療の給付対象外となっており、保険医療機関

で受診した場合でも全額自己負担になっています。

●診療費の請求システム

　保険医療機関は、患者から徴収していない残りの医療費を、保険の運営団体である国や市区町村、保険組合などに請求して支払いを受けます。この請求は全てカルテ（診療録）の記載に基づいて行われます。この保険者に対しての請求は、診療報酬明細書（以下レセプト）によって行われますが、書式や記入方法は明細書の記載要領というものによって定められており、その内容に従う必要があります。

　レセプトは、医療機関ごと、患者1人に付き、1か月ごとに入院と入院外（外来や在宅）を分けて作成することになります。例えば、○○さんがA病院に5月10日と5月15日に外来受診し、5月20日〜5月25日まで入院をしたとすると、外来分のレセプトと入院分のレセプトを2枚作成し提出することになります。

　このレセプトは、診療が行われた翌月の10日までに提出しますが、国民健康保険を使用した診療は国民健康保険団体連合会、社会保険を使用した診療は社会保険診療報酬支払基金に提出します。請求は電子カルテの普及などにより電子請求が中心になっています。

【ここがポイント！】
・保険医療機関で受ける診療は保険診療と自由診療がある
・一部負担金以外は保険者が支払う
・レセプトの作成は明細書の記載要領に定められている

Q3-2 ●実務に役立つ・ポイント解説超入門
自賠責保険制度

　自動車運行により生命や身体が害された場合の損害賠償を保障する制度で、治療費（入通院費、看護費、文書料など）、休業補償費、後遺障害補償費、遺族の慰謝料及び葬祭費等の給付を受けることができる制度です。一般的に強制保険と呼ばれているもので、交通事故の被害者救済

の目的で、自動車や自動二輪車、原動機付き自転車などに乗る場合は、加入が義務付けられています。補償内容は下記に記載しますが、補償の範囲が限定されているので、実際に事故を起こした場合は、十分な補償とはならず、追加で任意保険と言われている保障が大きなものにも加入することが一般的です。

●賠償

　交通事故などで、他人を死亡させたり怪我をさせた人身事故の場合に保険金が支払われます。支払われる金額は、死亡の場合は3000万円、怪我の場合は120万円、後遺障害は程度に応じた等級により75万円から4000万円が補償されています。

　ただし、運転者自身の怪我、自動車等の修理代、単独の人身事故、物の損害等については適用されません。なお、自賠責保険は被害者の救済を目的としているため、保険会社などが利益を得ることはありません。

	損害の範囲	支払限度額 （被害者1名あたり）
傷害による損害	治療関係費、文書料、休業損害、慰謝料	最高120万円まで
後遺障害による損害	逸失利益、慰謝料等	神経系統・精神・胸腹部臓器に著しい障害を残して介護が必要な場合 常時介護のとき： 　最高4,000万円 随時介護のとき： 　最高3,000万円 後遺障害の程度により 第1級：最高3,000万円〜 第14級：最高75万円まで
死亡による損害	葬儀費、逸失利益、慰謝料 （本人および遺族）	最高3,000万円まで
死亡するまでの 傷害による損害	（傷害による損害の場合と同じ）	最高120万円まで

自賠責保険の保険金等は、迅速かつ公平に保険金等をお支払いするために、国土交通大臣および内閣総理大臣により「支払基準」が定められています。

●レセプトの請求
　自賠責保険制度では、通常の保険診療とは異なり自賠責診療費算定基準に準拠しています。例えば、通常の保険診療では1点10円と定められていますが、自賠責保険制度では1点12円になります（薬剤料等の場合）。薬剤料以外の診療費（技術料等）では、これに20%を加算した額が上限とされています。

・1点12円のもの
　薬剤料、酸素・窒素・血液代・フィルムなどの特定保険医療材料
・20%加算を上限とするもの
　その他の技術料

　自賠責保険のレセプトは、加害者の加入している保険会社に請求することになります。したがって、自賠責保険を適用する場合は、加害者の自賠責保険会社と自動車損害賠償責任保険証明書を確認しておくことが必要です。
　まれに強制保険に加入せず自動車等を運転し、事故を起こしている場合もありますので、十分に注意する必要があります。また、医療機関の窓口では、事故の当事者のどちらが加害者で被害者なのかは判断できません。したがって、保険会社が確定するまでは自費で対応していることも多くなっています。レセプトの様式も通常の保険診療とは異なりますので注意しましょう（次頁参照）。

【ここがポイント！】
・1点あたりの単価が保険診療とは異なる
・被害者救済目的の制度であり、加害者は補償対象外である
・初診時の窓口対応に注意する

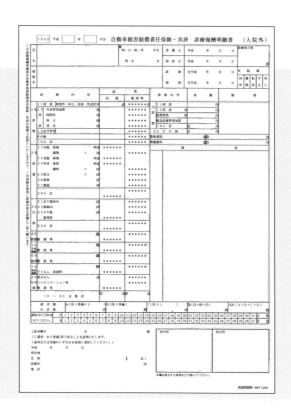

Q3-3 労災制度

●実務に役立つ・ポイント解説超入門

　一般的に「労災」と呼ばれていますが、正式には「労働者災害補償保険」のことを言います。労働者が業務を原因として被った、負傷・疾病または死亡などを業務災害と言い、労災保険の給付対象になります。それ以外にも、住居と就業場所との間の往復など、通勤によって被った疾病等についても通勤災害として労災保険の対象になっています。

●労災保険の給付

　労災保険では次のような保険給付が行われます（抜粋）。

・療養（補償）給付

→業務災害や通勤災害による疾病により療養するとき（労災病院や労災保険指定医療機関等で療養を受けるとき）

・障害（補償）給付

→障害等級第1級〜第7級に該当する障害が残ったときは、「障害（補償）年金」、障害等級第8級〜第14級に該当する障害が残ったときは「障害（補償）一時金」が支給される。

●労災保険指定医療機関

　労災保険指定医療機関とは、病院や診療所からの申請に基づき都道府県労働局長が指定した医療機関のことになります。労災病院とは、独立行政法人労働者健康安全機構が運営している病院のことを言います。労災保険指定医療機関の効力は、指定日から起算して3年間になります。申請は、医療機関の所在地を管轄する都道府県労働局長に対して、下記のような書類を提出します。

◎「労災保険指定医療機関指定申請書」
◎「病院（診療所）施設等概要書」
◎「開設許可証」
◎「労災指定病院等登録（変更）報告書」
◎「知事届出事項に係る届出書の写し」
◎「その他労災診療費の算定に際して必要な事項の記載された書類」
　（地方厚生局へ届け出た施設基準に関する受理通知の写し）
　申請書については、都道府県労働局（労働基準部労災補償課）で入手することができます。

●労災の取り扱い

　代表的なものとして療養の給付請求が挙げられますが、手続きの流れは次頁のようになります。

　窓口で対応する場合は何点か注意しなければなりません。被災労働者が労災病院や労災保険指定病院で受診した場合、基本的には窓口負担が発生しないことになります（労災指定等の病院以外で受診した場合は、被災者が医療費全額を負担し、労働基準監督署に請求することになります）。したがって本人からは、業務上の怪我なので労災で、と申し出があったとしても、この時点では労災を認定する証明はできていないこと

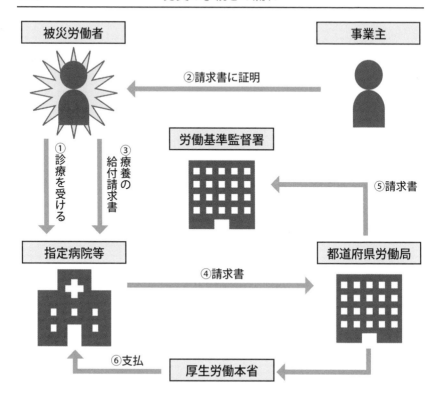

ります。このようなケースにおいて、労災扱いにして窓口負担や診療費の請求をしなかった場合、後々、労災の認定が下りなかった場合などトラブル（未収等）の原因になりかねません。自費扱いにして全額負担していただくことが可能ならベストですが、そこまでの現金を持っていないことも多いのが実情です。したがって、会社名、所在地、連絡先、担当者などは最低限確認しておく必要があるでしょう。療養補償たる療養の給付請求に該当する、様式第5号の提出を受けて初めて労災扱いで処理を進めることができるということを理解しておく必要があります。

●労災診療費の請求

　労災診療費は健康保険等のレセプトとは異なり、専用の用紙を使うことになります。入院や入院外により様式が異なりますので注意が必要で

す。診療点数は、健保点数に準ずるものと金額等で設定されているものや労災独自の加算などがあります。診療単価は、課税医療機関12円、非課税医療機関は11円50銭となっています。労災請求は、算定漏れ等が発生しやすい傾向がありますので、十分に理解してレセプトを作成する必要があります。

【ここがポイント！】
・初診時の対応に注意
・健保点数と異なる解釈が多々ある
・様式第5号をもって労災扱い

Q3-4 ●実務に役立つ・ポイント解説超入門 国民皆保険制度

　昭和36年(1961年)に制定された国民皆保険制度ですが、日本国民全員が平等に医療を受けられることを目的として制定されました。この制度下では、全ての日本国民が何かしらの公的医療保険に加入しなければならないことになります（生活保護法に該当した場合など一部例外あり）。公的医療保険とは、○○生命等の民間企業が運営している保険ではなく、運営母体が国などの公的機関となります。この公的医療保険の運営母体を保険者と呼んでいます。

　昨今は医療技術の向上などの影響もあり、国民医療費（1年間の全国民の公的医療保険を活用した合計金額）が年々増加しており、2017年度では、43兆円を突破しています。今後もますます増加していくことが予想されており、近い将来50兆円を超えてくることは確実だと言えます。このような状況で、国民皆保険制度を維持していくことはかなり困難であり、何かしらの抜本的な改革が必要と思われます。

●保険料の徴収方法

　保険料の徴収方法としては大きく2通りあります。税方式と社会保険方式になりますが、日本の保険制度では、社会保険方式を採用してい

国民医療費・対国内総生産・対国民所得比率の年次推移

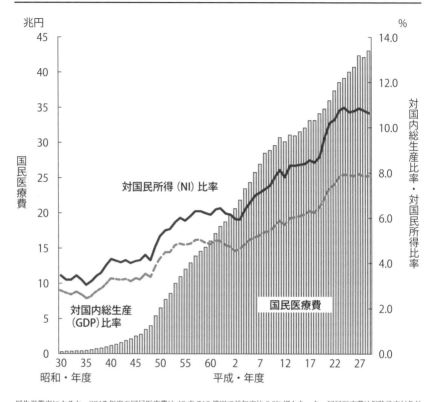

厚生労働省によると、2017年度の国民医療費は43兆710億円で前年度比2.2%増となった。国民医療費は保険診療対象外の費用や予防接種などを除いた医療費の合計で、高齢化によって今後はますます拡大すると見られている。
公開：2019.09.26
出典：厚生労働省・平成29年度 国民医療費の概況より
https://www.mhlw.go.jp/toukei/saikin/hw/k-iryohi/17/dl/kekka.pdf

ます。社会保険方式では、各所得等の収入に応じて法に定められた料率に基づいて保険料を徴収し、医療の必要な人に対して給付することになります。税方式では、国民が収めた税金を財源として運営することになります。社会保険方式では、全国民が支え合うことになりますが、医療を必要としない人の場合は、保険料を払い続けているだけの状態になります。

●諸外国との比較

日本では当たり前になっている国民皆保険制度ですが、諸外国では状

況が異なります。代表的な先進国では次のような制度になっています。

・アメリカ
　アメリカにもメディケアやメディケイドと呼ばれている公的医療保険制度がありますが、加入できるのは高齢者や障害を持つ方、低所得者などに限定されているので、該当しない人は民間の医療保険に加入することになります。

・イギリス
　イギリスでは、国民保健サービスと呼ばれるシステムによって医療の提供がされています。この制度に加入している方は、原則無料で医療サービスを受けることができますが、日本のようにフリーアクセス（患者の判断で希望する医療機関に受診できること）ではなく、家庭医の紹介がなければ病院で受診することはできません。

・フランス
　日本と同様に国民皆保険制度になっていますが、イギリスと同様にフリーアクセスではなく、病院を受診する際には家庭医の紹介が必要になります。

　先進諸外国ではこのような状況になっており、特にアメリカと比較すると日本の保険制度が優れていることがわかります。先にも述べたように医療費の増加傾向により、国民皆保険の安定的な運営が難しくなっていますので、早期に改革されることが望まれます。

【ここがポイント！】
・全国民が負担して支え合うシステム
・諸外国と比較すると優れた制度と言える
・安定的に運営できるように制度改革が急務

　１か月の医療費の負担（一部負担金等）が大きくなり家計を圧迫しないように、医療費の支払いの上限が設定されています。このしくみを高額療養費制度と呼んでいます。この上限額は年齢や所得に応じて定められています。

　対象となる医療費は、患者が支払った自己負担分になりますが、入院時の食費、差額ベッド代（個室などの費用）、先進医療にかかる費用は対象にならないことになっています。

　また、高額療養費の申請は、診療を受けた月の翌月の初日から２年になっています。この期間を過ぎると消滅時効となってしまいます。なお、医療と介護を長期に受けている場合は、高額介護サービスとして高額医療合算介護サービス費の対象となり返還される場合があります。

●上限額

　先にも述べたように高額療養費制度は、年齢や所得によって負担する上限額が異なります。年齢は、70 歳以上と 69 歳以下に分類されており、所得は年収や住民税非課税等により更に細かく定められています。詳細は次頁のように定められていますが、例としては次のようになります。

　70 歳以上・年収 370 万円～ 770 万円（3 割負担）、100 万円の医療費で窓口負担 30 万円かかる場合

　80,100 円＋（100 万円－ 26.7 万円）× 1% ＝ 87,430 円が患者負担となり、3 割負担の場合の 30 万円から 87,430 円を差し引いた 212,570 円が高額療養費となります。

●その他のケース

・世帯合算

　高額療養費制度では、家計の負担軽減を目的としているため、個人では高額療養費の額に届いていなくても、複数の受診や同じ世帯にいる方

> 毎月の上限額は、加入者が70歳以上かどうかや、加入者の所得水準によって分けられます。また、70歳以上の方には、外来だけの上限額も設けられています。

＜70歳以上の方の上限額（平成30年8月診療分から）＞

適用区分		外来(個人ごと)	ひと月の上限額（世帯ごと）
現役並み	年収約1,160万円〜 標報83万円以上／課税所得690万円以上	252,600円＋(医療費−842,000)×1%	
	年収約770万円〜約1,160万円 標報53万円以上／課税所得380万円以上	167,400円＋(医療費−558,000)×1%	
	年収約370万円〜約770万円 標報28万円以上／課税所得145万円以上	80,100円＋(医療費−267,000)×1%	
一般	年収156万〜約370万円 標報26万円以下 課税所得145万円未満等	18,000円 年14万4千円	57,600円
住民税非課税等	Ⅱ　住民税非課税世帯	8,000円	24,600円
	Ⅰ　住民税非課税世帯 （年金収入80万円以下など）		15,000円

注　1つの医療機関等での自己負担（院外処方代を含みます。）では上限額を超えないときでも、同じ月の別の医療機関等での自己負担を合算することができます。この合算額が上限額を超えれば、高額療養費の支給対象となります。

上限額は、年齢や所得によって異なります　②69歳以下の方

> 毎月の上限額は、加入者が70歳以上かどうかや、加入者の所得水準によって分けられます。

＜69歳以下の方の上限額＞

適用区分		ひと月の上限額（世帯ごと）
ア	年収約1,160万円〜 健保：標報83万円以上 国保：旧ただし書き所得901万円超	252,600円＋(医療費−842,000)×1%
イ	年収約770万円〜約1,160万円 健保：標報53万〜79万円 国保：旧ただし書き所得600万〜901万円	167,400円＋(医療費−558,000)×1%
ウ	年収約370〜約770万円 健保：標報28万〜50万円 国保：旧ただし書き所得210万〜600万円	80,100円＋(医療費−267,000)×1%
エ	〜年収約370万円 健保：標報26万円以下 国保：旧ただし書き所得210万円以下	57,600円
オ	住民税非課税者	35,400円

注　1つの医療機関等での自己負担（院外処方代を含みます。）では上限額を超えないときでも、同じ月の別の医療機関等での自己負担（69歳以下の場合は2万1千円以上であることが必要です。）を合算することができます。この合算額が上限額を超えれば、高額療養費の支給対象となります。

おひとり１回分の窓口負担では上限額を超えない場合でも、複数の受診や、同じ世帯にいる他の方（同じ医療保険に加入している方に限ります。）の受診について、**窓口でそれぞれお支払いいただいた自己負担額を１か月単位で合算することができます。**
その合算額が一定額を超えたときは、超えた分を高額療養費として支給します。
※ ただし、69歳以下の方の受診については、2万１千円以上の自己負担のみ合算されます。

<75歳以上（一般区分）／AさんとBさんが同じ世帯にいる場合>

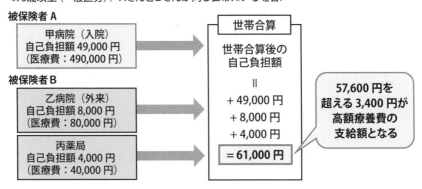

被保険者 A

甲病院（入院）
自己負担額 49,000 円
（医療費：490,000 円）

被保険者 B

乙病院（外来）
自己負担額 8,000 円
（医療費：80,000 円）

丙薬局
自己負担額 4,000 円
（医療費：40,000 円）

世帯合算

世帯合算後の
自己負担額
＝
＋49,000 円
＋8,000 円
＋4,000 円
＝61,000 円

57,600 円を
超える 3,400 円が
高額療養費の
支給額となる

ご負担をさらに軽減するしくみもあります　②多数回該当

過去12か月以内に３回以上、上限額に達した場合は、４回目から「多数回」該当とな り、上限額が下がります。

<70歳以上の方の場合(平成30年8月以降の診療分)>

所得区分	本来の負担の上限額		多数回該当の場合
年収約1,160万円~の方	252,600円+（医療費-842,000円）×1%		140,100円
年収約770万~約1,160万円の方	167,400円+（医療費-558,000円）×1%		93,000円
年収約370万~約770万円の方	80,100円+（医療費-267,000円）×1%		44,400円
~年収約370万円	57,600円		44,400円

(注)「住民税非課税」の区分の方については、多数回該当の適用はありません。

<69歳以下の方の場合>

所得区分	本来の負担の上限額		多数回該当の場合
年収約1,160万円~の方	252,600円+(医療費-842,000円)×1%		140,100円
年収約770万~約1,160万円の方	167,400円+(医療費-558,000円)×1%		93,000円
年収約370万~約770万円の方	80,100円+(医療費-267,000円)×1%		44,400円
~年収約370万円	57,600円		44,400円
住民税非課税者	35,400円		24,600円

自己負担分を合算して要件をクリアしている場合も、高額療養費の対象
にしています。詳細は前頁のようになります。

・多数回該当
　過去12カ月以内に3回以上上限額に達した場合は4回目から多数該
当となり上限額が更に減額されます。

　家計の負担を軽減する目的で設定されている高額療養費制度ですが、
申請は各自（受診者）が行うことになります。自身が加入している公的
医療保険の保険者に申請書を提出することになりますが、医療費を支
払った領収書も併せて提出を求められることもありますので、紛失には
注意しましょう。

【ここがポイント！】
・年齢や所得で上限額が異なる
・個人の単月だけではなく、世帯合算や多数回該当などもある
・申請が必要

Q3-6 ●実務に役立つ・ポイント解説超入門
保険者

　健康保険や国民健康保険等の保険事業を運営する団体のことを保険者
と呼んでいます。公的医療保険では、国・地方公共団体や単一企業で設
立する組合、同種同業の企業が合同で設立する組合などが保険者となり
医療保険事業を運営しています。
　医療保険以外にも、介護保険についても市区町村や特別区が保険者と
なり運営しています。協会管掌健康保険や組合管掌健康保険は健康保険
法が根拠法になりますが、第2章第1節第4条では、「健康保険（日雇
特例被保険者の保険を除く）の保険者は、全国健康保険協会及び健康保
険組合とする。」と定められており、国民健康保険法では、第1章総則

第3条で「都道府県は、当該都道府県内の市長村（特別区を含む）とともに、この法律の定めるところにより、国民健康保険を行うものとする。」、第3条の2で「国民健康保険組合はこの法律の定めるところにより、国民健康保険を行うことができる。」と定められています。

●職域保険の保険者
・全国健康保険協会

　全国健康保険協会は健康保険の中で最大の加入者を有していますが、2008年9月までは社会保険庁の管轄により政府管掌健康保険として運営していました。しかしながら社会保険庁の問題発覚や医療保険制度改革などにより、厚生労働省の管轄から外れ、全国健康保険協会管掌健康保険に移管され現在に至っています。組織としては、本部と47都道府県支部で構成されており、実際の保険加入手続きや保険料の徴収業務については各地域にある年金事務所が行っています。

全国健康保険協会の概要

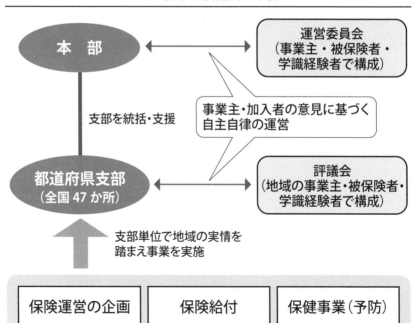

※事業所の適用や保険料の徴収の業務は、日本年金機構において厚生年金業務と一体的に行い、
　保険給付に必要な財源は厚生労働省から協会に交付金として交付（全国健康保険協会ホームページより）

・組合管掌健康保険

　組合管掌健康保険の保険者は、単一型健康保険組合として、1企業で社員数が700人以上の場合に、国の認可を受けて自社により健康保険組合を設立することにより、保険事業を行うことができます。また、それ以外にも、同業種の複数の企業が共同で設立する総合型健康保険組合や、同一都道府県内に展開する健康保険組合が合併した地域型健康保険組合などがあります。

　組合管掌健康保険の加入者は全国健康保険協会の次に多く、保険者数（組合数）は約1500組合に上っています。保険料については、3%～12%の範囲で設定され、負担割合も組合独自で設定することができます。全国健康保険協会が労使折半なのに対し、組合管掌健康保険では、各組合が設定しているため、加入者の保険料率が低い場合も多く見られます。

●地域保険の保険者

　市区町村が保険者となり運営している通称国保ですが、加入者が収める保険料や国からの補助金によって賄われています。

国保のしくみ

（国民健康保険ガイドホームページより）

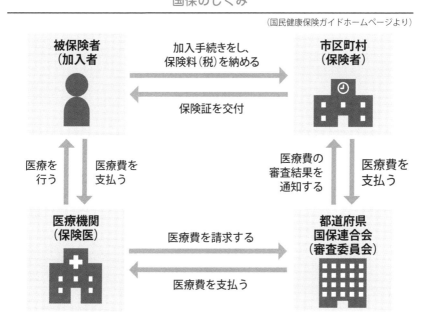

国民健康保険加入者は、市町村国保が日本人口の約28%、国保組合が約2%であり、全体の約30%程度が加入していることになります。保険料は医療分保険料・後期高齢者支援分保険料・介護分保険料の合計からなり、それぞれについて所得割・資産割・均等割・平等割から保険料を算出しています。また保険料は上限額が設定されており、毎年見直しが行われています。

Q3-7 ●実務に役立つ・ポイント解説超入門
審査支払機関

　保険医療機関から提出された診療報酬明細書（レセプト）をチェックする審査業務と、保険医療機関に対して医療費を支払う支払業務を担当しているのが審査支払機関です。この審査支払機関は、社会保険を活用した診療の医療費を担当している社会保険診療報酬支払基金（支払基金）と、国民健康保険や後期高齢者医療制度にまつわる診療に対する医療費を担当している国民健康保険団体連合会があります。このような機関は、審査の公正性を保つ目的で国が定めた第三者機関になっています。

保険医療制度のしくみ

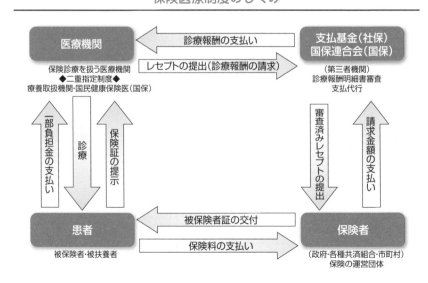

●社会保険診療報酬支払基金

　社会保険診療報酬支払基金は、主たる事務所を東京都、従たる事務所を各都道府県に置くとされており、保険医療機関はレセプト提出期日までに各都道府県に設置されている社会保険診療報酬支払基金に提出することになります。提出されたレセプトは審査され、審査結果に基づいて保険医療機関に医療費の支払いが行われます。社会保険診療報酬支払基金については、社会保険診療報酬支払基金法によって定められています。設立の目的や担当業務については次のようになっています。

第1条　社会保険診療報酬支払基金（以下「基金」という。）は、全国健康保険協会若しくは健康保険組合、都道府県及び市町村若しくは国民健康保険組合、後期高齢者医療広域連合、法律で組織された共済組合又は日本私立学校振興・共済事業団（以下「保険者」という。）が、医療保険各法等（高齢者の医療の確保に関する法律（昭和57年法律第80号）第7条第1項に規定する医療保険各法又は高齢者の医療の確保に関する法律をいう。以下同じ。）の規定に基づいて行う療養の給付及びこれに相当する給付の費用について、療養の給付及びこれに相当する給付に係る医療を担当する者（以下「診療担当者」という。）に対して支払うべき費用（以下「診療報酬」という。）の迅速適正な支払を行い、併せて診療担当者から提出された診療報酬請求書の審査を行うほか、保険者の委託を受けて、保険者が医療保険各法等の規定により行う事務を行うことを目的とする。

第3章　業務

第15条　基金は、第1条の目的を達成するため、次の業務を行う。

一　各保険者（国民健康保険法（昭和33年法律第192号）の定めるところにより都道府県が当該都道府県内の市町村とともに行う国民健康保険にあっては、市町村。第6号及び第7号を除き、以下この項において同じ。）から、毎月、その保険者が過去三箇月において最高額の費用を要した月の診療報酬の政令で定める月数分に相当する金額の委託を受けること。

二　診療担当者の提出する診療報酬請求書に対して、厚生労働大臣の定めるところにより算定したる金額を支払うこと。

三　診療担当者の提出する診療報酬請求書の審査（その審査について不服の申出が

171

あった場合の再審査を含む。以下同じ。）を行うこと。

四　前2号に準じ、訪問看護療養費又は家族訪問看護療養費の支払及び審査を行う
　　こと。

五　保険者から委託された医療保険各法等による保険給付の支給に関する事務（前
　　各号に掲げるものを除く。）を行うこと。

　　　　　　　　　（中略）

3　基金は、前2項に定める業務の遂行に支障のない範囲内で、国、都道府県、市
町村又は独立行政法人（独立行政法人通則法（平成11年法律第103号）第2条第
1項に規定する独立行政法人をいう。以下同じ。）の委託を受けて、国、都道府県、
市町村又は独立行政法人が行う医療に関する給付であって厚生労働大臣の定めるも
のについて医療機関が請求することができる費用の額の審査及び支払に関する事務
を行うことができる。

4　基金は、前3項の業務を行う場合には、定款の定めるところにより、保険者、国、
都道府県、市町村若しくは独立行政法人又は厚生労働大臣若しくは都道府県知事と
それぞれ契約を締結するものとする。

・国民健康保険団体連合会

　国民健康保険法第八十三条において

　「保険者は、共同してその目的を達成するため、国民健康保険団体連合会（以下「連
合会」という。）を設立することができる。

2　連合会は、法人とする。

3　連合会は、その名称中に「国民健康保険団体連合会」という文字を用いなけれ
ばならない。

4　連合会でない者は、「国民健康保険団体連合会」という名称又はこれに類する
名称を用いてはならない。」と定められている法人で国民健康保険等を活用した診
療についての審査と支払いを担当している。

Q3-8　●実務に役立つ・ポイント解説超入門
現物給付と現金給付

　病気や怪我で保険医療機関を受診した場合、治療を受けることになり

ます。この治療のことを現物給付や療養の給付と呼んでいます。保険医療機関で受ける治療とは、診察・医学管理等（日常生活に対する療養管理や特定の疾患に対する療養管理、紹介状など）・在宅医療・投薬・注射・処置・手術・輸血・麻酔・検査・画像診断・精神科専門療法・放射線治療・病理診断・入院料など保険医療機関で行われるもの全般を指しています。

　これに対して現金給付とは、患者自身が保険医療機関に直接現金で支払った費用を後で現金で給付されるような、償還払いや療養費払いと呼んでいます。それ以外にも、傷病手当金・分娩費用・育児手当金・埋葬料等、保険者に申請することで現金で給付されるものを言います。

●現物給付

　先に記載したように現物給付とは保険医療機関の中で行われる治療に対して行われるものになりますが、具体的には保険医療機関において治療を受けた際には診療費が発生します。

　この診療費は厚生労働大臣において定められており、全国どこの保険医療機関で受診しても単価が同じになっています。患者が外来診療で受けた治療（診療費）の合計が2万円だった場合、患者自身が保険医療機関の窓口で支払う費用は6000円になります（社会保険本人の場合）。

　残りの1万4000円はこの時点では保険医療機関に対して支払われていませんが、この1万4000円は保険証を発行している保険者が支払うことになります。

　このように現金給付とは、被保険者（患者）に対して療養そのものを給付し、療養を担当した保険医療機関に対して費用を支払うことを言います。このようなシステムではなく、診療費の全額を患者自身が一旦保険医療機関に支払い、患者自身が保険者に診療費の返還を求める方法も考えられますが、このシステムだと窓口で支払う診療費が高額となり、受診を自粛することも考えられ、結果として病気が進行し、より高額な医療費が発生することも考えられることから、療養の給付というようなシステムが取られています。

　このような治療に対する療養の給付以外にも現物給付されるものがあります。入院時食事療養費・入院時生活療養費・保険外併用療養費・訪

問看護療養費についても現物給付が取られています。入院時食事療養費とは、入院した際に入院中にとる食事代のことになりますが、この費用も患者自身は一部の費用を負担することで、残りは現物給付として保険医療機関に支払われています。

●現金給付

療養の給付は基本的には現物で給付されますが、保険診療として請求できない場合もあり、このような場合には現金給付が行われます。

現金給付では、現物給付とは異なり、一旦は患者自身が保険医療機関に支払った費用の一部を、後ほど保険者から患者に対して現金の支払いが行われることになります。現金給付に該当するものとしては次のようなものがあります。

療養費………保険医療機関以外で受診した場合（海外での受診含む）
　　　　　　整骨院や接骨院、鍼灸等の治療を受けた場合
　　　　　　疾患に必要なコルセット等の支給を受けた場合　等

移送費………診察や転院に際して、公共交通機関での移動が困難であり
　　　　　　寝台自動車などで搬送された場合

高額療養費…患者自身が支払った一部負担金の金額が高額となった場合

傷病手当金…業務上の怪我や病気ではなく、疾患治療のために勤務することができなかった場合

出産育児一時金………正常な分娩、出産に対して給付される場合

以上のようなものが現金給付の代表的なものになります。このような現金給付には、申請しないと給付を受けられないものや、加入している公的医療保険によって対象になるものとならないものがあるので、注意が必要です。

パート4

法律関連のポイント解説

Q4-1 応召義務

　応召義務とは、医師法や歯科医師法に記載されている項目で、診療の求めがあった場合に正当な理由なく拒んではならないと定められています。昭和24年に厚生労働省通達として示された医師の義務のことです。

　ただ、当時と現在では、医療環境等も大きく変化していることから、令和元年に大きく見直しが行われました。

　改定のポイントとしては、義務についての解釈の明確化と義務の範囲です。令和元年の通達では下記のように示されています。

【応召義務の改正ポイント（医政発1225第4号令和元年12月25日 厚生労働省医政局長〜一部抜粋〜】

　医師法（昭和23年法律第201号）第19条第1項においては、「診療に従事する医師は、診察治療の求があった場合には、正当な事由がなければ、これを拒んではならない。」として、いわゆる医師の「応招義務」を定めている。この応招義務に関連して、「病院診療所の診療に関する件」（昭和24年9月10日付け医発第752号厚生省医務局長通知。以下「昭和24年通知」という。）等において、医師や医療機関（病院、診療所など）への診察治療の求めに対する対応に関する解釈を示してきたところであるが、現代においては、医師法制定時から医療提供体制が大きく変化していることに加え、勤務医の過重労働が問題となる中で、医師法上の応招義務の法的性質等について、改めて整理する必要性があること、また、現代の医療は、個々の医師のみならず医療機関を含む地域の医療提供体制全体で提供されるものという前提に立つと、医師個人のみならず、医療機関としての対応も含めた整理の必要性があることが指摘されていた。このため、「医療を取り巻く状況の変化等を踏まえた医師法の応召義務の解釈に関する研究（平成30年度厚生労働省行政推進調査事業費補助事業）」（研究代表者：岩田太上智大学法学部教授）において、医療提供体制の変化や医師の働き方改革といった観点も踏まえつつ、医師法上の応招義務の法的性質をはじめ、医師や医療機関への診療の求めに対する適切な対応の在り方について検討を行い、このほど別添のとおり報告書をとりまとめた。

　今般、当該報告書の内容を踏まえ、医師法第19条第1項及び歯科医師法（昭和

23 年法律第 202 号）第 19 条第 1 項の法的性質を明確にするとともに、どのような場合に診療の求めに応じないことが正当化されるか否かについて、下記のとおり整理したので、貴職におかれては、これを御了知の上、貴管下保健所設置市（特別区を含む。）、関係機関の長、関係団体等に対する周知徹底をお願いする。なお、過去に発出された応招義務に係る通知等において示された行政解釈と本通知の関係については、医療を取り巻く状況の変化等を踏まえて、診療の求めに対する医療機関・医師・歯科医師の適切な対応の在り方をあらためて整理するという本通知の趣旨に鑑み、今後は、基本的に本通知が妥当するものとする。

2　患者を診療しないことが正当化される事例の整理
（1）緊急対応が必要な場合と緊急対応が不要な場合の整理
1（3）の考え方を踏まえ、医療機関の対応として患者を診療しないことが正当化されるか否か、また、医師・歯科医師個人の対応として患者を診療しないことが応招義務に反するか否かについて、緊急対応が必要な場合（病状の深刻な救急患者等）と緊急対応が不要な場合（病状の安定している患者等）に区分した上で整理すると、次のとおりであること。

① 緊急対応が必要な場合（病状の深刻な救急患者等）
ア　診療を求められたのが診療時間内・勤務時間内である場合
　医療機関・医師・歯科医師の専門性・診察能力、当該状況下での医療提供の可能性・設備状況、他の医療機関等による医療提供の可能性（医療の代替可能性）を総合的に勘案しつつ、事実上診療が不可能といえる場合にのみ、診療しないことが正当化される。
イ　診療を求められたのが診療時間外・勤務時間外である場合
　応急的に必要な処置をとることが望ましいが、原則、公法上・私法上の責任に問われることはない（※）。
　　※必要な処置をとった場合においても、医療設備が不十分なことが想定されるため、求められる対応の程度は低い。（例えば、心肺蘇生法等の応急処置の実施等）
　　※診療所等の医療機関へ直接患者が来院した場合、必要な処置を行った上で、救急対応の可能な病院等の医療機関に対応を依頼するのが望ましい。
② 緊急対応が不要な場合（病状の安定している患者等）
ア　診療を求められたのが診療時間内・勤務時間内である場合原則として、患者の

求めに応じて必要な医療を提供する必要がある。ただし、緊急対応の必要がある場合に比べて、正当化される場合は、医療機関・医師・歯科医師の専門性・診察能力、当該状況下での医療提供の可能性・設備状況、他の医療機関等による医療提供の可能性（医療の代替可能性）のほか、患者と医療機関・医師・歯科医師の信頼関係等も考慮して緩やかに解釈される。

イ　診療を求められたのが診療時間外・勤務時間外である場合

即座に対応する必要はなく、診療しないことは正当化される。ただし、時間内の受診依頼、他の診察可能な医療機関の紹介等の対応をとることが望ましい。

以上の内容を見ると医師の応召義務とは、患者に対する私法上の義務ではなく、国に対する公法上の義務であると言えます。また、従来の解釈と比較し範囲が縮小していると言えるでしょう。応召義務については、仮に義務違反に該当したとしても刑事罰が科せられることはなく、患者からの損害賠償に発展する可能性が懸念されるところです。

応召義務違反のポイントは、診療を拒否する正当な事由ということになりますが、単に診療費が払ってもらえないというような理由だけでは、正当性は認められにくいと思われます。この辺りの法的判断は極めて難しいと言えますので、令和元年の通達を十分に確認し、診療に当たることが望まれます。

Q4-2 ●実務に役立つ・ポイント解説超入門
健康保険法

健康保険法は大正11年4月22日法律第70号として制定された社会保険法の一つで医療保険法では最も古く、公的医療保険制度の中核を成している法律です。

健康保険法は、業務上の疾病以外の疾病・怪我や出産や死亡等に対して、被保険者や被扶養者に対して保険給付（現物給付や現金給付）を行うために必要な事項を定めています。条文による目的としては、第一章総則第一条及び第二条に記載されていますが、次のようになっています。

（目的）

第一条　この法律は、労働者又はその被扶養者の業務災害（労働者災害補償保険法（昭和二十二年法律第五十号）第七条第一項第一号に規定する業務災害をいう。）以外の疾病、負傷若しくは死亡又は出産に関して保険給付を行い、もって国民の生活の安定と福祉の向上に寄与することを目的とする。

　　　（平一四法一〇二・全改、平二五法二六・一部改正）

（基本的理念）

第二条　健康保険制度については、これが医療保険制度の基本をなすものであることにかんがみ、高齢化の進展、疾病構造の変化、社会経済情勢の変化等に対応し、その他の医療保険制度及び後期高齢者医療制度並びにこれらに密接に関連する制度と併せてその在り方に関して常に検討が加えられ、その結果に基づき、医療保険の運営の効率化、給付の内容及び費用の負担の適正化並びに国民が受ける医療の質の向上を総合的に図りつつ、実施されなければならない。

　　　（平一四法一〇二・全改、平一八法八三・一部改正）

　その他の条文としては、保険者（第二章）・被保険者（第三章）・保険給付（第四章）等、主に保険給付に関する内容が定められていますが、第64条・65条に指定や登録について定められています。64条では保険医や保険薬剤師についてが記載されており、医師免許を取得しただけでは保険医療機関で保険診療に従事することはできず、保険医や保険薬剤師として登録することにより、保険医療機関での保険診療に従事することになります。65条では、保険医療機関や保険薬局の指定に関して定められており、病院や診療所、薬局を開設する場合は必ずこの指定を受ける必要があります。保険診療を行う施設と保険診療に従事する医師等に対して、指定や登録が必要なことから二重指定制度などと呼んでいます。これは責任を明確化する意味がありますが、経済的な部分は保険医療機関、診療に関する部分は医師が負うことになります。以上が健康保険法の概略になりますが、以下に代表的な条文を掲載しておきます。

【健康保険法条文（抜粋）】

（保険給付の種類）

第五十二条　被保険者に係るこの法律による保険給付は、次のとおりとする。

一　療養の給付並びに入院時食事療養費、入院時生活療養費、保険外併用療養費、療養費、訪問看護療養費及び移送費の支給

二　傷病手当金の支給

三　埋葬料の支給

四　出産育児一時金の支給

五　出産手当金の支給

六　家族療養費、家族訪問看護療養費及び家族移送費の支給

七　家族埋葬料の支給

八　家族出産育児一時金の支給

九　高額療養費及び高額介護合算療養費の支給

　　　（平一四法一〇二・追加、平一八法八三・一部改正）

（診療録の提示等）

第六十条　厚生労働大臣は、保険給付を行うにつき必要があると認めるときは、医師、歯科医師、薬剤師若しくは手当を行った者又はこれを使用する者に対し、その行った診療、薬剤の支給又は手当に関し、報告若しくは診療録、帳簿書類その他の物件の提示を命じ、又は当該職員に質問させることができる。

　　　（平一四法一〇二・全改、平一八法八三・一部改正）

（保険医又は保険薬剤師）

第六十四条　保険医療機関において健康保険の診療に従事する医師若しくは歯科医師又は保険薬局において健康保険の調剤に従事する薬剤師は、厚生労働大臣の登録を受けた医師若しくは歯科医師（以下「保険医」と総称する。）又は薬剤師（以下「保険薬剤師」という。）でなければならない。

　　　（平一四法一〇二・全改）

（保険医療機関又は保険薬局の指定）

第六十五条　第六十三条第三項第一号の指定は、政令で定めるところにより、病院若しくは診療所又は薬局の開設者の申請により行う。

２　前項の場合において、その申請が病院又は病床を有する診療所に係るものであるときは、当該申請は、医療法第七条第二項に規定する病床の種別（第四項第二号

及び次条第一項において単に「病床の種別」という。）ごとにその数を定めて行うものとする。

Q4-3 ●実務に役立つ・ポイント解説超入門
国民健康保険法

　昭和 33 年（1958 年）に改定され、現在の制度になっている国民健康保険法ですが、健康保険の対象から外れていた自営業者等を対象にした制度です。

　国民健康保険法の目的としては、第一章総則第一条に「この法律は、国民健康保険事業の健全な運営を確保し、もって社会保障及び国民保健の向上に寄与することを目的とする」とされています。他の条文としては、保険を運営する保険者に関するもの、保険給付に関するもの、保健事業、審査機関である国民健康保険団体連合会に関するもの、監督機関等について定められています。

　患者が負担する自己負担割合については、現在は 3 割（市町村国保）になっていますが、国民皆保険が始まった当初は、本人・家族共に 5 割負担となっていました。また、1973 年には高額療養費制度も実施されるようになり、患者の自己負担の軽減につながっていきます。

　では、代表的な条文を記載しておきましょう。

（保険者）

第三条　都道府県は、当該都道府県内の市町村（特別区を含む。以下同じ）とともに、この法律の定めるところにより、国民健康保険を行うものとする。

2　国民健康保険組合は、この法律の定めるところにより、国民健康保険を行うことができる。

（平二七法三一・一部改正）

第三章　国民健康保険組合

第一節　通則

（組織）

第十三条　国民健康保険組合（以下「組合」という。）は、同種の事業又は業務に

181

従事する者で当該組合の地区内に住所を有するものを組合員として組織する。

2　前項の組合の地区は、一又は二以上の市町村の区域によるものとする。ただし、特別の理由があるときは、この区域によらないことができる。

3　第一項の規定にかかわらず、第六条各号（第八号及び第十号を除く。）のいずれかに該当する者及び他の組合が行う国民健康保険の被保険者である者は、組合員となることができない。ただし、その者の世帯に同条各号（第十号を除く。）のいずれにも該当せず、かつ、他の組合が行う国民健康保険の被保険者でない者があるときは、この限りでない。

4　第一項の規定にかかわらず、組合に使用される者で、第六条各号（第八号及び第十号を除く。）のいずれにも該当せず、かつ、他の組合が行う国民健康保険の被保険者でないものは、当該組合の組合員となることができる。

（平一八法八三・一部改正）

第七章　国民健康保険団体連合会
（設立、人格及び名称）
第八十三条　都道府県若しくは市町村又は組合は、共同してその目的を達成するため、国民健康保険団体連合会（以下「連合会」という。）を設立することができる。

（業務運営の基本理念）
第八十五条の二　連合会は、診療報酬請求書の審査における公正性及び中立性の確保並びに診療報酬請求書情報等の分析等（次条第三項に規定する業務をいう。）を通じた国民の保健医療の向上及び福祉の増進、情報通信の技術の活用による業務運営の効率化の推進並びに業務運営における透明性の確保に努めるとともに、医療保険制度の安定的かつ効率的な運営に資するよう、支払基金と有機的に連携しつつ、診療報酬の適正な請求に資する支援その他の取組を行うよう努めなければならない。
（令元法九・追加）

（業務）
第八十五条の三　連合会は、第四十五条第五項（第五十二条第六項、第五十二条の二第三項、第五十三条第三項及び第五十四条の二第十二項において準用する場合を含む。）の規定により市町村及び組合から委託を受けて行う療養の給付に要する費用並びに入院時食事療養費、入院時生活療養費、保険外併用療養費及び訪問看護療

養費の請求に関する審査及び支払の業務を行う。

2　連合会は、前項に規定する業務のほか、国民健康保険事業の円滑な運営に資するため、次に掲げる業務を行うことができる。

一　第五十八条第三項の規定により市町村及び組合から委託を受けて行う同条第一項の保険給付及び同条第二項の傷病手当金の支払の事務

二　第六十四条第三項の規定により市町村及び組合から委託を受けて行う第三者に対する損害賠償金の徴収又は収納の事務

三　前二号の業務に附帯する業務

四　前三号に掲げるもののほか、国民健康保険事業の円滑な運営に資する事業

3　連合会は、前二項に規定する業務のほか、診療報酬請求書及び特定健康診査等（高齢者の医療の確保に関する法律第十八条第二項第一号に規定する特定健康診査等をいう。）に関する記録に係る情報その他の国民の保健医療の向上及び福祉の増進に資する情報の収集、整理及び分析並びにその結果の活用の促進に関する事務を行うことができる。

4　連合会は、この法律及び他の法令の規定により連合会が行うこととされている業務のほか、当該業務の遂行に支障のない範囲内において、次に掲げる業務を行うことができる。

一　国、都道府県、市町村、法人その他の団体の委託を受けて行う保健、医療及び福祉に関する業務

二　前号の業務に附帯する業務

（令元法九・追加）

Q4-4　●実務に役立つ・ポイント解説超入門
療養担当規則

　療養担当規則とは、保険医と保険医療機関に対しての約束事を定めた規則となっています。正式には、保険医療機関及び保険医療養担当規則となります。療養担当規則は、健康保険法の規定に基づき定められた省令に該当します。省令とは、各省の大臣が行政事務について発令する命令のことになります。この療養担当規則は、保険診療を行う上で極めて重要なもので、保険診療の審査等においても療養担当規則の解釈が大き

く関係しています。ちなみに保険調剤を行う保険薬局についても別途定められており、保険薬局及び保険薬剤師療養担当規則となります。内容としては、第一章（第一条～第十一条）において保険医療機関の療養担当、第二章（第十二条以降）で保険医の診療方針等が定められています。実務として特に重要な条文について確認しておきましょう。

　第二条の五では、特定の保険薬局への誘導の禁止が定められています。第十九条の三についても同様の記載がありますが、これは患者に対して処方箋を交付する際に、調剤を受ける保険薬局を保険医療機関が指定してはならないということです。また、保険薬局から金品など利益を収受することも禁止されています。窓口で処方箋を渡す際の言動によっては、この誘導に該当してしまい、療養担当規則違反に該当しますので十分に注意することが必要です。また、金品の収受についても何かしらの形で行われているケースも考えられますので、違反にならないように注意しましょう。

　第五条では、一部負担金の受領が定められています。これは健康保険法等に定められている、一部負担金等を徴収しなければならないとされていますが、言い換えると減免することを禁止していると言えます。一部負担金については、身内や従業員等に対して減免していることが見受けられるケースもありますが、療養担当規則違反となりますので注意しましょう。

　第六条では、証明書等の交付について定められています。保険給付を受けるために必要な証明書、意見書等については無償で交付しなければならないことになっています。

　ポイントは、保険給付を受けるために必要な書類ということになりますが、例えば、生活保護の医療扶助を受けるために記載する医療要否意見書などはこれに該当し、無償で交付することになります。それに対して、入院証明書や診断書などの文書は、保険診療を受けるために必要な書類ではないため、有償で発行して差し支えがないことになります。

　第九条では、帳簿等の保存について記載されています。診療に関する診療録や、その他の書類等についての保存期間について定められていますが、診療録については５年、その他の帳票類（検査記録、レントゲン、紹介状など）は３年間の保存となっています。昨今は、電子カルテの普

及が進んでいますが、データ紛失等が無いように注意することが必要です。また、この期間は診療が完結した日からとなっていますので、間違わないようにしましょう。

　第十六条では、転医及び対診について定められています。担当医師の専門外の疾患等の場合や疑義がある場合は、他の医療機関への転医や意見を求める対診をすることとされています。このあたりは実務上においても比較的問題が少ないように思いますが、的確な診断と患者の健康の保持増進を求められている診療上、重要な項目と言えます。

　第十八条では、特殊療法等の禁止が定められています。基本的に保険を適用した診療においては、厚生労働大臣が定めた治療方針に則って行うことが必要で、医薬品や材料、特殊な療法を行うことは認められていません。

　以上が代表的な条文になりますが、その他のポイントについては下記条文を参照してください。

(診療の具体的方針)

第二十条　医師である保険医の診療の具体的方針は、前十二条の規定によるほか、次に掲げるところによるものとする。

一　診察

イ　診察は、特に患者の職業上及び環境上の特性等を顧慮して行う。

ロ　診察を行う場合は、患者の服薬状況及び薬剤服用歴を確認しなければならない。ただし、緊急やむを得ない場合については、この限りではない。

ハ　健康診断は、療養の給付の対象として行ってはならない。

ニ　往診は、診療上必要があると認められる場合に行う。

ホ　各種の検査は、診療上必要があると認められる場合に行う。

ヘ　ホによるほか、各種の検査は、研究の目的をもって行ってはならない。ただし、治験に係る検査については、この限りでない。

二　投薬

イ　投薬は、必要があると認められる場合に行う。

ロ　治療上一剤で足りる場合には一剤を投与し、必要があると認められる場合に二剤以上を投与する。

ハ　同一の投薬は、みだりに反覆せず、症状の経過に応じて投薬の内容を変更する

等の考慮をしなければならない。

ニ　投薬を行うに当たっては、医薬品、医療機器等の品質、有効性及び安全性の確保等に関する法律第十四条の四第一項各号に掲げる医薬品（以下「新医薬品等」という。）とその有効成分、分量、用法、用量、効能及び効果が同一性を有する医薬品として、同法第十四条又は第十九条の二の規定による製造販売の承認（以下「承認」という。）がなされたもの（ただし、同法第十四条の四第一項第二号に掲げる医薬品並びに新医薬品等に係る承認を受けている者が、当該承認に係る医薬品と有効成分、分量、用法、用量、効能及び効果が同一であってその形状、有効成分の含量又は有効成分以外の成分若しくはその含量が異なる医薬品に係る承認を受けている場合における当該医薬品を除く。）（以下「後発医薬品」という。）の使用を考慮するとともに、患者に後発医薬品を選択する機会を提供すること等患者が後発医薬品を選択しやすくするための対応に努めなければならない。

ホ　栄養、安静、運動、職場転換その他療養上の注意を行うことにより、治療の効果を挙げることができると認められる場合は、これらに関し指導を行い、みだりに投薬をしてはならない。

ヘ　投薬量は、予見することができる必要期間に従ったものでなければならないこととし、厚生労働大臣が定める内服薬及び外用薬については当該厚生労働大臣が定める内服薬及び外用薬ごとに一回十四日分、三十日分又は九十日分を限度とする。

ト　注射薬は、患者に療養上必要な事項について適切な注意及び指導を行い、厚生労働大臣の定める注射薬に限り投与することができることとし、その投与量は、症状の経過に応じたものでなければならず、厚生労働大臣が定めるものについては当該厚生労働大臣が定めるものごとに一回十四日分、三十日分又は九十日分を限度とする。

三　処方箋の交付

イ　処方箋の使用期間は、交付の日を含めて四日以内とする。ただし、長期の旅行等特殊の事情があると認められる場合は、この限りでない。

ロ　前イによるほか、処方箋の交付に関しては、前号に定める投薬の例による。

四　注射

イ　注射は、次に掲げる場合に行う。

（1）　経口投与によって胃腸障害を起すおそれがあるとき、経口投与をすることができないとき、又は経口投与によっては治療の効果を期待することができないとき。

（2）　特に迅速な治療の効果を期待する必要があるとき。

（3）　その他注射によらなければ治療の効果を期待することが困難であるとき。

ロ　注射を行うに当たっては、後発医薬品の使用を考慮するよう努めなければならない。

ハ　内服薬との併用は、これによって著しく治療の効果を挙げることが明らかな場合又は内服薬の投与だけでは治療の効果を期待することが困難である場合に限って行う。

ニ　混合注射は、合理的であると認められる場合に行う。

ホ　輸血又は電解質若しくは血液代用剤の補液は、必要があると認められる場合に行う。

Q4-5　生活保護法
●実務に役立つ・ポイント解説超入門

　社会福祉六法の一つである生活保護法は、1950年に施行されています。社会福祉六法とは生活保護法以外に児童福祉法、母子及び父子並びに寡婦福祉法、老人福祉法、身体障碍者福祉法、知的障碍者福祉法があります。

　生活保護法は「日本国憲法第二十五条に規定する理念に基き、国が生活に困窮するすべての国民に対し、その困窮の程度に応じ、必要な保護を行い、その最低限度の生活を保障するとともに、その自立を助長することを目的とする。」と第一条で定められている通り、最低限度の生活を維持するためにあらゆる手段を用いた後、不足する部分を生活全般に対して保護することを目的としているため、最終のセーフティーネットと言えます。

　生活全般を保護する目的のため、生活扶助、教育扶助、住宅扶助、医療扶助、介護扶助、出産扶助、生業扶助、葬祭扶助の8項目に対して保護を設定しています。医療機関で勤務する場合は、医療扶助や介護扶助に対し関することが多くなります。医療扶助や介護扶助は原則として現物給付され、その他の扶助は金銭の給付が原則となっています。

●医療機関の指定と医療扶助
　生活保護法による医療扶助を適用して保険診療を行う場合、保険医療機関を所轄する知事の指定を受ける必要があります（指定都市及び中核

市内の場合は市長、国が開設している医療機関の場合は厚生労働大臣の指定が必要)。

　申請は指定申請書及び誓約書を所在地を所轄する福祉事務所に提出することになります。指定を受けた保険医療機関において生活保護受給者が来院し診療を希望した場合は、医療が必要か否かを福祉事務所長が判断するために医療要否意見書の記載と提出が求められます。保険医療機関から提出された医療要否意見書を確認し、医療の要否を判断し、医療扶助を決定することになります。医療扶助が決定された場合、福祉事務所から医療券（生活保護法医療券）という、保険証の代わりとなるようなものが発行されます（保険証のようなサイズではなくA4用紙サイズ）。

　医療券が発行されて初めて医療扶助による診療が可能となります。医療要否意見書は継続的に診療が必要な場合、再度提出が求められます。福祉事務所長の判断により、3か月又は6か月ごとに提出することになります。

●国民健康保険や他公費との関係

　生活保護法が最終的にセーフティーネットであるという観点から、全ての医療保険や公費負担医療を優先して適用し、生活保護法は最終の適用となります。また、社会保険を有している場合は、自己負担とされている一部負担金（多くの場合は3割）に対して医療扶助が適用され、残りの7割部分は被保険者証を発行している保険者が負担することになります。ただし、対象者が国民健康保険に加入していた場合は、生活保護法の保護が決定した日から、国民健康保険の被保険者資格は失われることとなります。したがって制度上、国民健康保険と生活保護法の併用はあり得ないということになります。

●生活保護の現状

　平成29年5月11日の社会保障審議会生活困窮者自立支援及び生活保護部会の資料によると、生活保護受給者数は約214万人であり、平成27年3月をピークに減少しています。保護率では、大阪府、北海道、高知県、沖縄県、福岡県の順に保護率が高く、富山県、福井県、長野県、岐阜県、石川県の順に保護率が低くなっています。生活保護費では平成29年度で約3.8兆円となっており、このうち半分は医療扶助でした。

Q4-6 介護保険制度

1997年に介護保険法が成立し、2000年4月から施行されている介護保険法に基づき介護保険制度がスタートしています。従来は医療の中の、特に老人医療制度によって行われていた一部分を介護保険制度に移行させた形になっています。介護保険制度が実施された背景には、急速な高齢化から介護を必要とする高齢者等が増加することや、財源的な諸事情も関連していると思われます。

内閣府のデータによると、団塊の世代が高齢期に入ったのち、2016（平成28）年の1,768万人でピークを迎えます。その後は、2028（令和10）年まで減少傾向となるが再び増加に転じ、令和23（2041）年の1,715万人に至った後、減少に転じると推計されています。一方、75歳以上の人口は、令和36（2054）年まで増加傾向が続くものと見込まれています。総人口も減少することから、介護保険法及び介護保険制度は健康保険法などと並び重要な法律・制度であると言えます。

●介護給付費の財源

介護給付費の財源は、介護を利用した利用者が1割（又は2割）を負担することになっています。残り9割（又は8割）を介護保険の保険者が負担しています。介護保険給付費の財源は、国25%、都道府県12.5%、市町村12.5%で全体の50%を賄い、残り50%は保険料徴収にて財源を確保しています。保険料は、第1号被保険者（65歳以上）が20%、第2号被保険者（40歳～64歳）が30%を負担することになっています。

●介護保険の利用者

介護保険制度では、65歳以上の第1号被保険者と40歳～64歳の第2号被保険者が対象になっています。第1号被保険者は、市区町村で要支援や要介護の認定を受け、介護サービスを受けることができます。第2号被保険者は、介護が必要になったからといって全てが介護サービスを受けられるわけではなく、脊柱管狭窄症・早老症・閉塞性動脈硬化症・

糖尿病性神経障害などの特定疾患が原因で、介護が必要になった場合に介護認定を受け、介護サービスを利用することができます。

●介護サービスの種類

　要支援者や要介護者が利用することができる介護サービスとしては、訪問サービス・通所サービス・施設サービス・地域密着型サービスが挙げられます。訪問サービスとは、介護スタッフが居宅等に出向き、訪問介護や訪問入浴介護や訪問看護等を行うものであり、通所介護は介護サービスが受けられる施設等に行き、通所介護や通所リハビリテーションのサービスを受けます。施設サービスとは、介護福祉施設や介護保健施設、介護医療院などの施設に入所して受けるサービスのことです。地域密着型サービスでは、夜間対応型訪問介護や認知症対応型通所介護等のサービスが設定されています。

医療事務関連検定のご案内

著者が代表を務める一般社団法人日本医療報酬調査会では、医療事務関連の検定を実施しています。教育機関で学習されている方以外にも、本書などを活用し独学で学習されている方向けにオンラインを活用した在宅受験も可能になっていますのでご興味がある方は、当団体のホームページをご参照ください。

◎法人名　一般社団法人日本医療報酬調査会
◎所在地　兵庫県芦屋市岩園町23-45-203
◎ＵＲＬ　http://www.j-medical.org
　※検定試験に関してのご質問は、HP内のお問い合わせホームよりお願いいたします。

●医療事務講座動画、テキストのご案内

著者が取締役を務める株式会社全国医療教育推進協会（株式会社イング子会社）では、医療事務関連の資格対策講座、職業訓練・各種団体講座への講師派遣、テキスト販売等を行っております。教育機関の方、独学で学習されている方にも当社サービスをご活用いただけます。ご興味がある方は、以下の株式会社イングホームページよりお問い合わせください。

◎法人名　株式会社イング　全国医療教育推進協会
◎所在地　大阪府大阪市北区梅田1-11-4大阪駅前第4ビル2Ｆ（株）イング内
　　　　　TEL 06-6341-0181
◎ＵＲＬ　https://www.ing-edu.com/
【オンデマンド講座】
・『医科診療報酬レッスンブック』
・動画４５コマ　１８．５時間
【テキスト】
・『医科医療事務検定３級対策講座』
・初学者向け 練習問題トレーニング用

水口錠二（みずぐち・じょうじ）

1968年大阪府生まれ。医療コンサルタント。一般社団法人日本医療報酬調査会理事。医療機関勤務、医療系教育機関の事務局長を経て、独立。現在は医療コンサルタントとして活躍。医療事務等の検定試験もおこなっている。大学、専門学校等の多くの高等教育機関等で医療経営・医療法規に関する講義をおこなっている。また、医療機関の請求指導・業務改善、調査等のコンサルティング業務、書籍・雑誌等への執筆、講演、テレビ・ラジオのコメンテーターとしても活動中。主な著書は、『世界一やさしい「医療事務」の超入門講座』（ぱる出版刊）、『賢者のためのCOPDバイブル』（幻冬舎刊）、『医者代クスリ代が半分になる方法』（ゴマブックス刊）、『よくわかる診療報酬算定の実務』『診療報酬算定の実務』（一般社団法人 日本医療報酬調査会刊）など多数。

〈連絡先〉

〒659-0013　兵庫県芦屋市岩園町23-45 シャトル岩園203号
　一般社団法人 日本医療報酬調査会
　TEL　0797-61-8701　　http://www.j-medical.org
　※質問指導はおこなっておりません。

しんりょうほうしゅうせいきゅうじむ
診療報酬請求事務の実務に役立つ
かいせつしゅう
キーワード解説集
医療事務の入門書として最適！

2021年1月22日　初版発行

著　者	水　口　錠　二	
発行者	和　田　智　明	
発行所	株式会社　ぱる出版	

〒160-0011　東京都新宿区若葉1-9-16
03(3353)2835 ― 代表　03(3353)2826 ― FAX
03(3353)3679 ― 編集
振替　東京 00100-3-131586
印刷・製本　中央精版印刷(株)

ISBN978-4-8272-1260-0　C2047